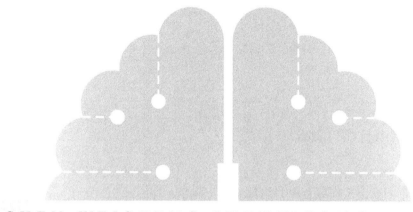

JINGSHEN WEISHENG SHEHUIGONGZUO RUMEN

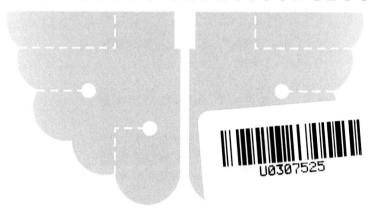

精神卫生
社会工作入门

陈碧霞　杨成　主编

深圳市龙岗区正阳社会工作服务中心　组编

Ⓢ 中国社会出版社

国家一级出版社·全国百佳图书出版单位

图书在版编目 (CIP) 数据

精神卫生社会工作入门 / 陈碧霞，杨成主编；深圳
市龙岗区正阳社会工作服务中心组编． -- 北京：中国社
会出版社 ,2022.8
　　ISBN 978-7-5087-6801-4

　　I.①精… 　II.①陈… ②杨… ③深… 　III.①精神卫
生－社会工作－中国 IV .①R749

中国版本图书馆 CIP 数据核字 (2022) 第 122676 号

出 版 人：浦善新		终 审 人：魏光洁	
责任编辑：张　杰		责任校对：李林凤	
封面设计：时　捷			

出版发行　中国社会出版社	地　　　址：北京市西城区二龙路甲 33 号
邮政编码：100032	编 辑 部：(010)58124853
网　　址：shcbs.mca.gov.cn	发 行 部：(010)58124864；58124848
经　　销：新华书店	

印刷装订　北京九州迅驰传媒文化有限公司	开　　　本：170 mm×240 mm　1/16
印　张：16	字　　　数：240 千字
版　次：2022 年 8 月第 1 版	印　　　次：2022 年 8 月第 1 次印刷
定　价：50.00 元	

中国社会出版社微信公众号　　　社工图书专营店　　　中国社会出版社天猫旗舰店

编 委 会

序 一

精神卫生问题是影响经济社会发展的重大公共卫生问题和社会问题。近年来，随着经济和社会的不断发展，人们的工作压力和生活压力的增大，精神健康问题也越来越突出，患病率居高不下，因病致残、致贫现象十分突出。因此，开展精神疾病的社会治理对于社会和谐稳定具有重要意义。

为了更好推进精神疾病的预防、治疗和康复，政府多部门先后出台了不少的政策文件与措施，积极探索精神康复领域的工作模式与机制。《全国精神卫生工作规划（2015—2020年）》《国民经济和社会发展第十三个五年规划纲要》《"健康中国2030"规划纲要》《"十三五"卫生与健康规划》都对强化精神疾病防治提出了明确要求。《关于加快精神障碍社区康复服务发展的意见》明确提出："到2025年，80%以上的县（市、区）广泛开展精神障碍社区康复服务。在开展精神障碍社区康复的县（市、区），60%以上的居家患者接受社区康复服务……基本建立家庭为基础、机构为支撑、'社会化、综合性、开放式'的精神障碍社区康复服务体系"；还提出：大力推进政府向社会力量购买精神障碍社区康复服务，其中就包括精神康复专业训练和社会工作支持性服务。2015年国家卫生计生委等6部门颁布《关于开展全国精神卫生综合管理试点工作的通知》，广东、上海等多省（自治区、直辖市）积极开展社区精神健康社会工作实务项目，推进精神障碍社区康复。

深圳市作为国家精神障碍社区康复的试点城市，利用毗邻香港的地理优势和大胆探索的创新精神，不断学习和创新精神障碍患者社区康复理念与服务模式。2012年，主动式治疗（ACT）项目在深圳市南山区落地发展，并在2015年成为精神卫生重点项目。随着深圳市启动国家精神卫生综合管理试点工作，深圳市联席会议出台相关政策，规定"按每 50 名患者配置 1 名精神卫生社工"，深圳市精神卫生社会工作者队伍迅速壮大。2019 年，深圳市出台《深圳市社会心理服务体系建设试点工作实施方案（2019—2021）》，指出："切实加强严重精神障碍患者服务，完善严重精神障碍患者肇事肇祸应急处置机制，建立精神障碍患者心理健康教育、早期干预和危机应对等服务管理机制，及为精神障碍患者家属提供心理服务。"

深圳市龙岗区正阳社会工作服务中心（以下简称深圳正阳）成立 10 余年以来，一直以"公益为民、帮困匡弱、激能自助、共建和谐"为使命，致力于为社会困难群体提供专业社会工作服务，并在精神障碍患者社区康复工作领域作了很多有益的探索与实践。2016 年以来，深圳正阳通过承接政府项目的形式，分别在区、街道及社区层面开展精神卫生社会工作服务，通过患者筛查、服务建档、日常访视、跟踪管理、个案服务、患者家属康复教育、社区康复活动、精神卫生主题活动、信息系统管理等，从心理、社会等多方面支持患者及其家属，恢复或提升他们的社会功能。经过深圳正阳的努力探索，服务不仅得到服务对象、采购单位的好评，也在行业领域获得了一些奖项，同时还得到了相关单位和基金会的资助。

本书是深圳正阳 6 年来开展精神障碍康复服务的经验总结。全书包括十章：第一章导论介绍了我国精神卫生社会工作的政策法规、精神卫生社会工作的发展、深圳市精神卫生社会工作的主要类型与服务模式。第二章从精神疾病常识、精神疾病服药知识两个方面介绍了精神卫生基础知识。第三章则从需求分析、需求调研方法、调研资料整理分析及调研报告等方面较系统地介绍了如何进行精神卫生社会工作服务对象的需求评估。第四章至第七章则结合概念、理论、技巧等分别介绍了精神卫生服务个案工作、小组工作、社区康复工作、康复项目服务与管理的具体开展，每章的最后都附上了一个完整的案例介绍，真切地呈现了深圳正阳在精神卫生社会工作领域的探索与实践。最后三章则介绍了严重精神障碍康复者管理的多部门合作方法和策略、资源整合、精神卫生社会工作人才培养。作为本书写作的指导者，希望此书的出版能够对精神卫生领域专业人士、对精神卫生领域感兴趣者有所启发和帮助，特别是能够为新入职的从事精神卫生社会工作服务的社会工作者提供实务指引。期待未来深圳正阳能够在精神卫生社会工作服务领域不断深耕细作，结出更多的硕果。

云南大学社会工作系教授、系主任　高万红
2022 年 6 月 25 日

序 二

  精神卫生工作一直受到我国政府的高度重视，它不仅关乎人们的健康状况，而且关乎国家的发展战略。特别是我国进入新时代以来，国家卫健委等部门联合颁布了《全国社会心理服务体系建设试点工作方案》，把精神障碍患者的治疗和康复工作纳入国家社会心理服务体系建设中，作为"健康中国"国家战略的重要组成部分。这样，精神障碍的治疗与康复就不仅仅是疾病的救治，还包括了跨专业团队提供的系列综合服务以及与基层社会治理的相互结合。社会工作也因此受到国家和社会的关注，逐渐从后台走向前台，开始了专业服务的探索。针对我国精神障碍患者"三高、两低"（"高患病率""高致残率""高肇事肇祸率"和"低治疗率""低康复率"）的特点，国家卫健委和民政部在近年来颁布的文件中多次强调，要引入社会工作专业队伍，发挥社会工作在精神障碍治疗和康复中的重要作用，建立跨专业团队的工作方法。

  作为我国精神卫生服务试点城市之一的深圳市，从 2015 年起就成为"全国精神卫生综合管理试点"单位，之后又作为"全国社会心理服务体系建设试点工作"示范单位，不断探索社区精神卫生服务，在为精神障碍患者提供服务的过程中，逐步创建和完善政府协同治理、人群分级管理、社区关爱帮扶、重症紧急救治、质控考核管理等社区精神卫生服务环节和要素，并且按照每 50 名严重精神障碍患者配置 1 名精神卫生专职社会工作者。随着深圳市精神卫生试点工作的推进，深圳市精神卫生专职社会工作者的规模得到迅速扩大，目前全市已有 750 多名精神卫生专职社会工作者。

  正是在这样的精神卫生社会工作发展大潮的推动下，深圳市龙岗区正阳社会工作服务中心（以下简称深圳正阳）于 2016 年正式启动精神卫生社会工作服务，并且逐渐将精神卫生社会工作服务覆盖深圳各区及江苏的昆山。深圳正阳是深圳市最先引入香港心理卫生会个案管理模式的服务机构，通过"手把手"式的临床家访的带教学习掌握了适切而优质的精神障碍康复服务的专业技能和知识，建立起一支以促进精神障碍康复者独立生活及融入社会为服务使命的专业队伍。深圳正阳一直以来秉持优势视角、复元、增能、全人发展的服务理念，以让每一位精神障碍康复者独立而有尊严地生活为服务愿景，为精神障碍康复者及其家属、社会大众、精防社会工作者提供多元化的综合专业服务。6年来，深圳正阳深耕精神障碍社区康复领域，积极进取，不断开拓，多次组织人员赴香港、广州、长沙等地学习和交流精神障碍社区康复实践经验的活动，积累了丰富的精神卫生社会工作服务经验，并且得到了多方的认同和肯定，中心的社会工作者曾获得深圳市"金星社工""银星社工"荣誉称号，服务案例获得"深圳市社会工作案例大赛金奖""深圳市社会工作案例创新奖"荣誉称号，服务经验总结文章在《中国社会工作》《中国康复》《心理月刊》等杂志上刊登，服务项目"家友联盟"入选深圳市民生微实事第九批项目库。

经过6年的沉淀和积累，深圳正阳编写出这本将理论与实践融为一体的精神卫生社会工作服务的书籍，对精神卫生领域的社会工作者有着现实的指导意义。本书主要包括三大部分内容：第一部分介绍精神卫生社会工作领域的基础背景知识，涉及我国精神卫生社会工作的政策法规、我国精神卫生社会工作的发展历程、深圳市精神卫生社会工作的主要类型和服务模式以及精神疾病和药物的基础知识；第二部分重点介绍精神卫生社会工作的理论知识和实践技巧，包括精神卫生社会工作服务的需求评估、个案服务、小组服务、社区康复服务以及项目服务等；第三部分是关于多部门联动、资源整合、精神卫生专业社会工作人才培养方法等方面的介绍。尽管第三部分不属于直接服务，但也是精神卫生专业社会工作者必备的工作知识和技能。此外，本书还包括精神卫生专职社会工作者的心路历程分享，这是本书的亮点之一。本书内容既包括普适性的社会工作理论、知识和技巧，也融入了深圳正阳精神障碍康复实践经验的社会工作服务案例、精神卫生专职社会工作者的心路历程。相信这些内容对于刚入行的精神卫生专职社会工作者来说，具有学习和参考的价值。此书不仅适用于精神卫生专职社会工作者，而且适用于其他从事精神卫生服务的社会工作者，可以加强精神卫生领域相关社会工作者之间的交流。

"有时，去治愈；常常，去帮助；总是，去安慰。"希望每一个精神卫生专职社会工作者能秉持初心，用自己的心去感受对方的心，陪同每一位需要关怀的生命走过生活中的灰暗，点燃困境中解决的希望之光。愿大家一起努力，在我国精神卫生社会工作的发展道路上留下自己的脚印，成为生命的践行者！

厦门大学社会与人类学院社会工作系主任、教授、博士生导师
全国社会心理服务体系建设试点专家　童敏
2022 年 6 月 26 日

CONTENTS 目录

第一章

导　论

一、我国精神卫生社会工作的政策法规

1958 年 6 月 26—30 日，我国第一届全国精神病防治工作会议由卫生部主持，在南京市召开。会议通过了我国第一部精神疾病的分类，是我国精神疾病分类学的萌芽，具有划时代意义①。2004 年，卫生部启动"中央补助地方严重精神障碍管理治疗项目"，投入 686 万元专项资金，对重性精神障碍患者进行管理治疗列入中央补贴地方项目，后称"686 项目"。2007 年，深圳市出台加强社会工作人才队伍建设、推进社会工作发展的"1+7"文件，该文件指出，加强社会工作人才队伍建设、推进社会工作发展是一项全局性的战略任务，需推进社会工作人才队伍职业化、专业化，加大开发社会工作岗位。2012 年 10 月 26 日，全国人大常委会通过《中华人民共和国精神卫生法》，之后随着民政部购买服务项目推进，精神康复社会工作以项目购买方式开展，社会工作者开始在患者的社区康复层面介入服务。2012 年，主动式治疗（ACT）项目在深圳市南山区落地发展，并在 2015 年成为精神卫生重点项目。

2015 年国家卫计委等 6 部门颁布《关于开展全国精神卫生综合管理试点工作的通知》，将重性精神疾病管理列为绩效考核指标。广东省、上海市等多省市纷纷建立社区精神健康社会工作实务项目与服务体系，填补了精神障碍康复者社区康复照顾的空白。2017 年，党的十九大报告指出"加强社会心理服务体系建设，培育自尊自信、理性平和、积极向上的社会心态"。同年，随着深圳市启动国家精神卫生综合管理试点工作，扩大对精神卫生社会工作者的需求，深圳市联席会议通过"按每 50 名患者配置 1 名精神卫生社工"的决定，迅速推动深圳市精神卫生社会工作者规模扩大。2018 年，国家卫健委、中央政法委等 10 部门印发《关于印发全国社会心理服务体系建设试点工作方案的通知》，文件中指出，到 2021 年底，试点

---

① 李问诗. 忆我国第一届精神病防治工作会议 [J]. 临床精神医学杂志，2011，21（2）：142.

地区逐步建立健全社会心理服务体系，将心理健康服务融入社会治理体系、精神文明建设，融入平安中国、健康中国建设（目前此目标正在逐步实现）。关于加强心理服务人才队伍建设，文件中提到，应发展心理健康领域社会工作专业队伍，建立社区、社会组织、社会工作者"三社联动"，充分发挥社会工作专业人员优势，对严重精神障碍等特殊群体提供心理支持、社会融入等服务。精神卫生社会工作者作为服务严重精神障碍患者的专业社会工作队伍，进一步得到扩大发展。

二、精神卫生社会工作的发展

（一）国外精神卫生社会工作的发展

经过 40 年的发展，美国、瑞典、英国、澳大利亚等国家已经建立了完善的社区精神卫生工作网，为居民提供精神障碍康复者的住院、个案管理、家庭病床、居家康复指导和心理疏导服务等[1]。

美国社区精神医学经过 40 多年的实践，社区精神卫生服务取得了良好的效果，接受社区治疗的精神病患者，每人每年的花费仅需约 900 美元，比住院治疗每人每年 15600 美元下降了 94%，使精神障碍康复者广泛获得了有效治疗[2]。

英国社区精神卫生服务体系是由社区精神卫生中心、综合医院的精神病床、日间医院及日间中心和病人家庭支持共同构成的。社区精神卫生中心是社区精神卫生服务的工作基地，为精神病人及精神病家庭提供心理教育干预治疗和危机住院服务，中心有 3~4 张床位，将处于危机状态的病人收住几天，危机期度过后便出院[3]。

---

① 高万红. 精神障碍康复：社会工作的本土实践 [M]. 北京：社会科学文献出版社，2019.

② Barbara C, Susan RJ. Staffing and nursing care delivery models. New York：Contemporary Nursing，2001：431.

③ 周强. 初探个案管理对精神分裂症患者暴力行为及社会功能的干预效果 [D]. 汕头大学，2010.

瑞典的社区精神卫生服务是由精神保健服务所提供的，精神科门诊与具有各项规章制度的社区精神保健所相联系，社区精神保健所为所分管的居民提供一线诊疗及护理，每 3 万名居民配备 1 名精神科医生，各种类型的精神疾病患者在社区均可得到照料。

澳大利亚从 20 世纪 80 年代开始实施国家精神卫生战略，精神卫生服务从专科医院逐渐走向社区，关闭了大量的精神科床位，并将大量的人力、物力投向社区，政府的财政投入不是减少，而是增加，提供更广、更个性的精神卫生服务，包括儿童与青少年精神卫生服务、成人精神卫生服务和老年精神卫生服务，这三种服务模式几乎涵盖了所有年龄层的重性精神障碍患者精神康复的各种需求，为其提供危机评估、专业咨询、个案管理等。

（二）国内精神卫生社会工作的发展

根据左冉的观点[①]，1938 年北平精神病疗养院社会服务部成立，标志着我国精神健康社会工作出现和"生理-心理-社会"治疗模式的形成。1948 年南京精神病防治院设立了社会服务部，实践"生物-心理-社会"医学模式。在这之后我国精神健康社会工作可分为三个发展阶段，具体阶段内容如下。

第一阶段是 1978—2000 年，这段时间是医疗服务主导和精神卫生政策法规恢复的萌芽阶段。1980 年精神障碍的问题仍处于边缘化状况，直到 1991 年国家将精神障碍防治康复工作纳入《中国残疾人事业计划纲要》，中国精神卫生社会工作开始萌芽。之后，中国首次承办第十届全球精神卫生工作协助组会议，并召开中华医学会神经科学会和中国医学会精神科学会，标志中国精神医学和精神健康服务浮出水面。在此阶段，国内的精神卫生工作仍是疾病模式。同时，我国的高校社会工作教育刚起步，在精神卫生社会工作方面还没有从事一线的社会工作服务。

---

① 左冉. 精神健康社会工作在国内的发展历程 ［EB/OL］. https：//mp. weixin. qq. com/s/ PSROAoICJokwiMoKRmSRbA，2020-08-27.

第二阶段是 2001—2011 年，这个阶段中国精神卫生服务体系逐渐完善，精神健康政策法规迅猛发展。2001 年 10 月，第三次全国精神卫生工作会议召开，成为中国精神健康政策法规和服务体系建设的标志和起点。同年 11 月，上海市通过了我国首部地方性精神卫生法规《上海市精神卫生条例》，首次以地方立法形式明确精神卫生社会工作者的概念和身份。2002 年各大高校开设社会工作专业，并与本地综合性医院和专科医院合作，安排精神科病房实习，进行专业服务和社会工作介入的可行性和有效性探索。上海、北京、长沙等地在精神病专科医院开设社工部。2003 年 SARS 疫情暴发和 2008 年汶川地震，凸显重大灾难社会大众心理问题，心理咨询、心理治疗、心理救援、社会工作、精神心理健康等概念迅速流行。2008 年卫生部等 17 个部门联合下发《全国精神卫生工作体系发展指导纲要（2008—2015 年）》，首次聚焦"精神卫生工作服务"，指明精神卫生服务体系"医院-社区-家庭"一体化的发展方向。

第三阶段是 2012 年至今，这个阶段中国卫生现代性、综合性服务体系发展，精神卫生政策法治化。党的十八大以来，在习近平新时代中国特色社会主义思想的指导下，精神卫生工作得到了进一步加强，为维护社会治安和稳定、促进社会和谐发展做出了积极贡献。2012 年 10 月 26 日，《中华人民共和国精神卫生法》颁布，标志着精神健康服务进入法治化阶段。政府通过服务购买，使得精神卫生社会工作以项目化方式运营并在社区落地，社会工作者逐渐成为精神卫生工作中的一支重要力量。2015 年 4 月，国家卫生计生委、中央综治办、公安部、民政部、人力资源和社会保障部以及中国残联 6 部门联合发布《关于开展全国精神卫生综合管理试点工作的通知》，首次明确规定临床心理学家和社会工作者是精神卫生服务多学科团队中不可或缺的重要成员，规定社会工作者在精神卫生综合管理试点工作中的职责、角色。2015 年因此成为中国精神健康社会工作元年，标志着中国精神健康社会工作时代的来临。广东省、重庆市、上海市和其他省市纷纷建立社区精神健康社会工作实务项目与服务体系，按照"去机构化"原则，积极探索以社区为基础的精神健康社会工作实务，填补精神障碍康复者社区照顾的空白，有助于形成机构照顾、社区照顾和家庭照顾统一的体系。同年 11 月，北京市组建首支精神卫生专业社会工作者队伍。这支由 22 名社会工作者组成的队伍于 2016 年参与北京市精神卫生社区服务管理，协助社区开展严重精神障碍康复者个案辅导、家庭支持、职业康复和社会融入等服务。2016 年 8 月，中共中央、国务院在北京召开全国卫生与健康大会，首次明确提出全方位、全生命周期现代健康服务理念，为中国特色健康与精神健康社会工作实务体系建设创造条件。在这个阶段，我国精神健康服务和社会工作政策法规框架基本形成，精神卫生社会工作进入精神卫生服务历史舞台，扮演越来越重要的专业角色。

中国台湾精神健康社会工作发展起步较早，已经建立了较为完善的院舍服务与社区康复服务体系。台湾精神医疗领域的变化和发展受欧美影响比较多，主要是依据"生理-心理-社会"的发展机制，建立由医师、职能治疗师、心理咨询师、社会工作者与护理人员等专业人员组成的医疗团队，为精神障碍康复者提供完整的医疗和照护服务。根据李琛①等人的观点，台湾精神医疗发展可分为三个阶段：机构化处遇期、精神医疗机构设立与社区照顾准备期、医疗网建设与社区精神医疗康复时期。机构化处遇期主要以收容救助为目的。到 20 世纪 90 年代台湾推动精神医疗网建设，精神健康社会工作服务内容逐渐丰富，精神医疗社会工作也找到了角色和定位，从家庭层面对精神障碍康复者进行评估和干预，在服务过程中发挥重要作用。

中国香港精神卫生社会工作发展也比较早，且已经形成比较完整的精神卫生社会工作服务体系。2019 年笔者有幸参观香港心理卫生会精神康复服务场所，并了解其服务内容和康复实施情况。

目前，香港在精神障碍康复者的康复方面已有许多资源，如庇护工场、中途宿舍、精神障碍康复者综合服务中心、就业辅助等。每个服务场所有不同的作用，训练不同的功能，精神障碍康复者可以在庇护工场锻炼生活技能和职业技能，功能好一点的精神障碍康复者可以做一些手工艺品

---

① 李琛，沈昶邑. 中国台湾省精神健康社会工作的发展及其对大陆的启示［J］. 中国社会工作，2020（9）：44-48.

赚取薪酬。例如，做一些商品的标签贴纸、皮革制品、行李标签带、纯手工制作环保袋等，也会学习卫生清扫、小卖部销售、货运物流等技能。在这里，精神障碍康复者要遵守庇护工场的规则，定期打卡上班下班，不能迟到早退。此外，这些精神障碍康复者还能参加外展活动以及清扫工作。通过这种有规律的生活促进康复者养成良好的生活习惯，以便以后融入社会实现正常就业。

中途宿舍的作用在于，精神障碍康复者出院后，通过医生评估、中央系统转介，可以选择在中途宿舍居住或者回家居住。在中途宿舍，除了遵守日常的生活作息，还可以自由出入去工作或者参加一些活动，如踢足球、打网球、爬山等，舍友还要定时完成宿舍任务，例如擦窗、洗碗、协助厨房等。

在精神障碍康复者综合服务中心，精神障碍康复者可以做一些日间训练，例如打乒乓球、使用电脑、健步走、听讲座、参加小组等训练或者在茶舍进行心理咨询。同时，这里也会开展朋辈支持小组、兴趣小组和社交康乐活动，面对家属会开展治疗性小组和支援小组。

辅助就业主要是帮助精神障碍康复者们进行职业训练，满足实习要求后，精神障碍康复者可以到社会企业进行工作。这些爱心企业每年会组织一次活动进行指标认领，当精神障碍康复者到这些企业工作，社会工作者会与企业沟通注意事项，同时在企业也有导师带领，这些导师大多是之前入职的精神障碍康复者，他们更能理解新入职的精神障碍康复者的心理和困惑，更有利于协助精神障碍康复者适应工作。

三、深圳市精神卫生社会工作的主要类型

目前深圳提供精神卫生社会工作服务的场所主要有罗湖蒲公英会所、各区的家属资源活动中心、职业康复中心和基层医疗卫生机构。

罗湖蒲公英会所分为四个部门：厨房、爱心超市、文书组和蒲公英卫视。其理念是：在会所模式下，精神障碍康复者以会员身份参与会所工作，与职员共同管理会所日常工作。在这种模式下，精神障碍康复者可以

发展自己的工作技能和潜能，而参与会所管理和运营可以提升精神障碍康复者自我效能，让精神障碍康复者感觉到自己是有价值的，是值得被认可和期待的。蒲公英会所给精神障碍康复者提供了自我管理的模式，会所通过职员的资源链接和会员的自我管理，给精神障碍康复者提供一个小型生活、工作的康复环境。

各区的家属资源活动中心，以 LG 区的家属资源活动中心为例，精神障碍康复者在家属资源活动中心参加手工训练、生活技能训练、人际交往训练等，减缓社会功能的退化，并保持相应的社会交往。同时，中心结合全人发展、复元理论、优势视角等理论为精神障碍康复者提供个案、小组、社区活动等服务。除了针对精神障碍康复者和家属的服务外，家属资源活动中心也会在各社区进行社区宣传倡导活动，在普及精神健康知识的同时，提升社会大众对精神障碍康复者群体的接纳度。

职业康复中心是指街道为残疾人士提供的职业康复场所。职业康复中心依照相关法律法规政策和章程，为有需要的精神障碍康复者提供场所和条件，进行生活自理能力、社会适应能力、就业能力等方面的康复训练，提供庇护性就业和过渡性就业。但目前职业康复中心主要是面向具有深圳市户籍并办理残疾证的人员。

基层医疗卫生机构对辖区有明确诊断的常住精神障碍康复者建立健康档案，对其进行信息管理、随访评估、分类干预和健康体检。精防医生对精神障碍康复者提供病情评估、药物处方、病情不稳定转诊等医疗类服务；社区精神卫生社会工作者则协助基层精防医生开展以上工作，并提供精神障碍康复者的个案服务、药物管理、社区活动、家属支持、小组训练、就业辅导等康复服务，完善社区精神健康服务内容。

四、深圳市精神卫生社会工作服务模式

深圳市精神卫生社会工作一般采用服务购买形式，主要由卫健局、政法委、街道综治办等购买。深圳市精神卫生社会工作者的主要服务对象为6 类重性精神障碍康复者，其他类别患者不在服务范围内。深圳重性精神

障碍康复者的管理服务，不是某一部门独立完成的，而是采用多部门联动形式，最常见的为社区关爱帮扶综合管理及服务模式①，社会工作者在其中发挥重要作用。下文提到的精神卫生社会工作服务模式，均指直接为精神障碍康复者提供服务的社区/社康一线精神卫生社会工作服务模式。

（一）社区关爱帮扶综合管理及服务模式

深圳市 74 个街道设置精神卫生综合管理小组，665 个社区设置关爱帮扶小组。街道、社区综合管理工作体系设置比例 100%。社区关爱帮扶小组由政法、卫生健康、公安、民政、残联和患者家庭等多方面人员组成，具体包括社区工作站（综治）专干、社康中心精防医生、社区精神卫生社会工作者、派出所社区民警、社区民政专干、社区残联专干、社区网格员、患者监护人和协助监护人等。

在社区党委和社区居委会领导下，在街道精神卫生管理小组指导下，关爱帮扶小组成员各司其职、分工协作、协调配合，为社区严重精神障碍患者提供管理、治疗、康复、教育、救助等综合化、全程化、个体化等服务。

小组组长：主要负责统筹、协调、推进小组各项工作。

社区工作站（综治）专干：主要负责小组协调联络，督促落实患者监护职责，牵头开展线索调查等。

社康中心精防医生：主要负责开展严重精神障碍患者管理治疗工作，包括建档、随访管理、服药指导、转诊转介、应急医疗处置、健康体检、个案管理、心理咨询、健康教育、康复指导等，为患者提供及时的医疗相关服务。

社区精神卫生社会工作者：主要负责整合资料建立社会支持网络，为患者和家属提供综合性服务，包括协助建档、随访管理、协助转诊转介、资源链接、个案管理、康复指导、心理辅导等服务。在小组中发挥枢纽作用，为小组联动搭建桥梁。

---

① 深圳市精神卫生综合管理社区关爱帮扶小组工作方案及手册（2020 年 6 月）。

派出所社区民警：主要负责严重精神障碍患者排查、高风险患者管控、涉精神障碍患者警情应急处置、患者送诊、失防患者排查等工作。

社区民政专干：主要负责贫困精神障碍患者生活救助、协助送返或安置流浪精神障碍患者等工作。

社区残联专干：主要负责联络精神残疾鉴定，协助精神残疾人申请康复救助、教育帮扶、就业支持等工作。

社区网格员：发挥社区"眼线"作用，主要负责居住信息核查，加强日常巡查力度，一旦发现社区高风险、易肇事肇祸患者动向异常情况，立即报告相关部门，做好风险预警。

患者监护人和协助监护人：履行监护职责，主要负责监督患者服药、督促复诊、日常监护、生活照料及康复训练等。

（二）"双工联动"服务模式

在深圳市不少区域，社会工作者尝试运用"双工联动"模式（社工+义工），促进精神障碍康复者在社区更好康复，实现再社会化，即在辖区内组建一支病情较稳定但未达到再社会化标准，只能居家康复的精神障碍康复者义工队伍。该义工队伍以精神障碍康复者为主体，通过协助社会工作者举办活动、到社区/企业进行心理健康及精神卫生知识宣讲、创作社会倡导视频等形式，提高精神障碍康复者的社会功能，营造良好的社区康复氛围，实现精神障碍康复者助人自助。另外，精神卫生社会工作者与社区党群服务中心社会工作者进行合作，探索如何在保障精神障碍康复者隐私的前提下，运用精神障碍康复者义工力量，促进精神障碍康复者社区参与。

（三）ACT 个案管理模式

主动式社区治疗（Assertive Community Treatment，ACT）主要针对病情不稳定、社会功能受损的重性精神疾病患者，是一种应用广泛的社区精神疾病管治模式，在美国、英国、加拿大、澳大利亚等一些发达国家应用比较广泛。主动式社区治疗包括主动式外展治疗（assertive outreach treatment)、移动治疗（mobile treatment）和持续治疗（continurous treatment）等，是一种基于循证的综合性的精神治疗方式，为患有严重、复杂精神疾病的患者提供综合性、个体化治疗和康复①。深圳市引用该个案管理模式，根据 LG 区 ACT 个案管理模式实践，其服务内容主要包括提供病情管理、生活正常化、社区融入、优势发挥、心理和情感支持等②，以此帮助精神障碍康复者稳定病情，减少住院次数，提升社会功能和生活质量。

---

① 田双月，等. 主动式社区治疗模式在精神疾病患者康复中应用的研究进展 ［J］. 中华护理杂志，2018，53（9）：1132-1135.

② 陈文丽，等. 个案管理在严重精神障碍患者社区康复服务中的应用 ［J］. 中国康复，2021，36（7）：441-444.

第二章

精神卫生基础知识

一、精神疾病常识

（一）精神疾病的定义

精神疾病是以精神活动紊乱为主要表现的疾病，也叫精神障碍，是由各种原因引起的感知、情感和思维等精神活动的紊乱和异常，导致患者明显的心理痛苦或者社会适应不良的功能损害①。

（二）常见的精神症状与精神障碍分类

1. 常见的精神症状

（1）感知觉障碍。感知觉主要包含感觉和知觉两个心理过程。感觉障碍主要表现为对外界刺激的感觉减退、感觉过敏（强烈的感觉体验）、体感异常（如感觉到腹部气流上涌等，可继发疑病观念）。而知觉障碍临床表现主要有：错觉、幻觉（幻听、幻视、幻味、幻嗅、幻触、内脏幻觉）。

（2）思维障碍。思维障碍临床表现特征主要是在思维模式的目的性、连贯性、逻辑性和实践性等方面的异常，大致可分为思维形式障碍和思维内容障碍两种。思维形式障碍常见的症状有思维奔逸、思维迟缓、思维贫乏（联想概念与词汇贫乏）、思维散漫、思维中断、思维不连贯等。思维内容障碍主要表现为妄想。

（3）注意障碍。常见的注意障碍包括注意增强（过分关注）、注意减退、注意涣散、注意狭窄、注意转移。

（4）记忆障碍。记忆是既往事物在大脑中的重现，包括识记、保持、再认和回忆等基本过程。常见的记忆障碍主要为记忆增强、记忆减退、遗忘、虚构和错构。

（5）智能障碍。临床上，常见的智能障碍可分为智力发育障碍和痴呆两类。智力发育障碍主要表现为先天或发育成熟之前（18 岁以前），智力

---

① 金冬. 社区精神疾病防治康复家属读本［M］. 北京：人民卫生出版社，2014：2.

水平低于正常同龄人，社会生活适应困难。痴呆障碍为智力发育成熟后的智能低下状态，主要表现为记忆力、计算力、理解和判断能力下降及后天获得的知识与技能丧失等，严重者甚至生活不能自理。

（6）定向力障碍。定向力障碍是对周围环境和自我身份状况认识能力的丧失或存在认识错误，主要表现在对时间、地点、人物的定向障碍。

（7）情感障碍。情感障碍主要包括情感高涨、欣快、情感低落（负面情感活动）、情感淡漠（漠不关心）、焦虑不安、恐惧、易激怒、情感不稳（喜怒无常、变幻莫测）、情感倒错、情感矛盾等。

（8）意志障碍。意志是指人自发性地制定目标，为实现目标而调节自身采取一系列的行动，克服困难，从而实现目标的心理过程。通常通过意志品质表现出来，可归纳为自觉性、果断性、自制性和坚持性四个方面。常见的意志障碍主要表现特征为意志增强（意志活动增强）、意志减退（意志活动减少、动力不足、缺乏兴趣）、意志缺乏（缺乏动机、需要督促和管理）、矛盾意向（对同一事物，想做又不敢做）。

（9）动作行为障碍。精神障碍康复者受病理性感知、思维、情感等影响，产生不同形式的动作行为障碍，主要表现为精神运动性兴奋、精神运动性抑制（木僵、蜡样屈曲、缄默症、违拗症等）、模仿动作、刻板动作、作态、强迫动作等。

（10）意识障碍。意识障碍可表现为意识清晰度的降低、意识范围缩小及意识内容的变化。以意识清晰度降低为主的意识障碍，主要表现为嗜睡、混浊（反应迟钝、思维缓慢等）、昏睡、昏迷等现象；以意识清晰度降低伴范围缩小或内容变化的意识障碍主要特征有朦胧状态、谵妄状态（出现幻觉、错觉）、梦样状态（外表似清醒，但沉湎于幻觉幻想中，犹如做梦）。

2. 常见的精神障碍分类

（1）神经认知障碍。神经认知障碍是一组可获得性的，以谵妄、遗忘、痴呆等认知缺陷为主要临床表现的综合征。谵妄主要病症以注意力障碍（指向、集中、维持以及注意的转移）和意识障碍（对环境定性能力的减弱）为主，通常还伴随学习和记忆障碍、定向障碍、知觉障碍、情绪行为障碍等。常见的与神经认知障碍有关的脑部疾病主要有阿尔茨海默病、血管性神经认知障碍、由创伤性脑损伤所致的神经认知障碍、由 HIV 感染所致的神经认知障碍、颅内感染所致的神经认知障碍、颅内肿瘤所致的神经认知及精神障碍、癫痫性神经认知及精神障碍、躯体感染所致神经认知障碍等①。

（2）精神活性物质所致障碍。精神活性物质所致障碍是指人们通过反复使用一类能够影响情绪和行为、改变意识状态并可产生依赖作用的化学物质而导致明显的不良后果的精神障碍。通常人们使用这些物质的目的在于获得或维持某些特殊的心理和生理需求。常见的精神活性物质障碍主要有中枢神经系统抑制剂（巴比妥类、酒精等）、中枢神经系统兴奋剂（咖啡因、可卡因等）、大麻、致幻剂、鸦片类、挥发性溶剂、烟草等。

（3）精神分裂症及其他原发性精神病性障碍。精神分裂症及其他原发性精神病性障碍是指以明显的阳性症状、阴性症状、精神运动性障碍及现实检验能力严重受损为特征的一组精神障碍。临床表现涉及感知、思维、情感、认知和行为方面的异常，多起病于青壮年。常见的疾病主要为精神分裂症、分裂情感性障碍、妄想性障碍、急性短暂性精神病性障碍②。

（4）抑郁障碍。抑郁障碍是以情感低落为主要临床表现的一组疾病，核心症状是与处境不相称的心境低落和兴趣丧失、快感缺失，心理症状主要表现为思维迟缓、优柔寡断、认知功能异常、自责自罪、有自杀观念和行为、焦虑等，此外还有睡眠障碍、进食紊乱等特征。

（5）双相障碍。双相障碍也称双相情感障碍，是指临床上既有躁狂或轻躁狂发作，又有抑郁发作的一类心境障碍。此类疾病一般呈发作性病程，躁狂和抑郁常反复循环或交替出现，亦可以混合方式存在，每次发作症状往往会持续一段时间，对患者的日常生活和社会功能产生不良影响。临床分型主要为双相障碍、环性心境障碍（持续性心境不稳定，呈慢性病程)③。

---

① 郝伟，陆林. 精神病学（第八版）[M]. 北京：人民卫生出版社，2018：48.
② 同①：85.
③ 同①：120.

（6）焦虑与恐惧障碍。焦虑与恐惧障碍的特征主要包括过度的焦虑和恐惧以及相关行为紊乱，导致患者个人、家庭、社会、职业或其他重要领域的苦恼和损害。临床分型主要包括广泛性焦虑障碍、惊恐障碍、场所恐惧障碍、特定恐惧障碍、社交焦虑障碍、分离性焦虑障碍和其他特定或未特定的焦虑与恐惧相关障碍。

（7）强迫障碍。强迫障碍在临床上表现为具有类似持续性、闯入性、非己所欲的强迫性思维、先占观念和反复的强迫行为。常见的疾病分类包括强迫症、躯体变形障碍、囤积障碍、拔毛障碍、皮肤搔抓障碍、嗅觉牵连障碍等。

（8）分离障碍。分离障碍是一种复杂的心理-生理紊乱过程，患者非自主地、间断地丧失部分或全部心理-生理功能的整合能力，在感知觉、记忆、情感、行为、自我（身份）意识及环境意识等方面的失整合，可导致患者在家庭、社会、职业等重要功能方面明显损害。常见的分离障碍主要包括分离性神经症状障碍、分离性遗忘、人格-现实解体障碍、恍惚障碍、分离性身份障碍等[①]。

（9）躯体忧虑障碍及疑病障碍。躯体忧虑障碍是以持续存在的躯体症状为特征的精神障碍。这些躯体症状给患者造成痛苦，引起患者过度关注，从而导致他们在个人、家庭、社交等方面的功能被损害。常见的分类有肌纤维痛、慢性疲劳综合征、过度换气综合征、非心脏性胸痛等。

疑病障碍主要是指病人担忧或相信自己患有一种或多种严重躯体疾病，以持续长久的先占观念为明显特征的精神障碍。临床上表现为患者对自身健康的过分担心和察觉，反复就医确认，不相信医学检查验证，伴有焦虑、紧张、害怕等情绪。

（10）应激障碍。应激障碍是一类与应激源（主要是精神创伤与精神应激）有明显因果关系的精神障碍。主要包括创伤后应激障碍、延长哀伤障碍、适应障碍以及发生于儿童期的应激相关障碍，如反应性依恋障碍、去抑制性社会参与障碍。

---

① 郝伟，陆林．精神病学（第八版）[M]．北京：人民卫生出版社，2018：152.

（11）摄食与排泄障碍。摄食障碍与排泄障碍是以心理、社会因素为主要病因，以进食和排泄障碍为主要临床表现的一类疾病。摄食障碍主要包括神经性厌食症、神经性贪食症、暴食障碍和异食癖。排泄障碍主要包括儿童期常见的遗尿症以及不常见的遗粪症。

（12）睡眠-觉醒障碍。睡眠-觉醒障碍是一类临床表现上以睡眠和觉醒功能系统紊乱为主的睡眠障碍，主要包括失眠障碍、嗜睡障碍、睡眠-觉醒节律障碍（作息颠倒）、异态睡眠、睡惊症、梦魇障碍等。

（13）人格障碍及相关行为障碍。人格障碍是指明显偏离正常且根深蒂固的行为方式，具有适应不良的性质，其人格在内容上、性质上或整个人格方面异常。常见的疾病分类有偏执型人格障碍、分裂型人格障碍、反社会性人格障碍、表演型人格障碍、强迫性人格障碍、回避型人格障碍和依恋型人格障碍、对立违抗障碍和品行障碍等[1]。

（14）性心理障碍和性功能障碍。性心理障碍既往又称为性变态，主要是指两性行为的心理和行为明显偏离正常，并以此作为性兴奋、性满足的主要或唯一方式为主要特征的一组精神障碍。常见的性心理障碍包括性身份障碍（易性症，患者对性别认定与自己生理表现上的性别特征呈持续厌恶的态度），以及性偏好障碍（如恋物癖、异装癖、露阴症、恋童癖和性虐待等)[2]。

性功能障碍又称性功能失调，是一组与心理社会因素密切相关的性活动过程中的某阶段发生的生理功能障碍。常见的性功能障碍主要包括性兴趣和性唤起障碍、性高潮障碍和性疼痛障碍[3]。

（15）神经发育障碍。神经发育障碍是指儿童从胎儿期到18岁心理发展成熟以前，各种有害因素损害神经系统，导致儿童心理发展的各个方面，包括认知、情感、行为等心理活动以及能力、性格等心理特征，不能遵循儿童心理发展的规律健康地发展，出现迟缓、倒退或偏离正常的现象，即心理发育实际水平不能达到相应年龄阶段的水平。常见的神经发育

---

[1] 郝伟，陆林. 精神病学（第八版）［M］. 北京：人民卫生出版社，2018：205.
[2] 同[1]：215.
[3] 同[1]：219.

障碍有智力发育障碍、交流障碍、孤独症谱系障碍、注意缺陷多动障碍、抽动障碍等[①]。

3. 常见的六类严重精神障碍

基于《中华人民共和国精神卫生法》所释，严重精神障碍是指精神疾病症状严重，导致患者自知力和社会适应等功能严重损害，不能融入社会、家庭生活，且对自身健康状况或者客观现实不能准确认识和判断，或者不能处理自身事务的精神障碍。常见的六类严重精神障碍主要包括精神分裂症、双相情感障碍、偏执性精神障碍、分裂情感性障碍、癫痫所致精神障碍、精神发育迟滞伴发精神障碍等[②]。

（1）精神分裂症，是最常见的重性精神疾病之一，其病因不明，多起病于青壮年，具有思维、知觉、情感和行为多方面异常，导致社会功能紊乱或损害的精神障碍。临床上常见精神分裂的阳性症状主要包括幻觉、妄想（被害、嫉妒、钟情等）及言语和行为（傻笑、脱衣等）的紊乱；阴性症状主要表现为情感、社交和认知的缺失，例如意志减退和快感缺乏、社交退缩等。此外，部分患者发病时还带有激越行为（如攻击暴力、自伤等）、定向、记忆和智能障碍以及自知力的缺陷。

（2）双相情感障碍，又叫作躁狂抑郁症，是一种心境障碍。双相情感障碍发病症状会因发病时主导情绪的不同而有所不同。如果是抑郁发作，会出现情绪低落、食欲减退、兴趣减退，对任何事物都不感兴趣；思维迟缓、联想功能较差、很少主动说话、语速较慢，如果病情严重，甚至会影响正常社交；活动以及行为缓慢迟钝，不想跟人交流，不想出门，不吃东西等。而躁狂发作的病人则与之相反，自我感觉良好，每天都高高兴兴，同时可以感染别人，容易获取周围人的共鸣，让大家欢笑或附和；思维反应快速，有很多想法和计划，总感觉自己说的话难以表达自己的想法，总是说得很多，经常有始无终；身体上可以表现出面色红润，双眼有神，心跳加快。而轻躁狂则比上述症状较轻微一些，但是也会持续几天的情绪高

---

① 郝伟，陆林. 精神病学（第八版）［M］. 北京：人民卫生出版社，2018：223.
② 金冬. 社区精神疾病防治康复家属读本［M］. 北京：人民卫生出版社，2014：111.

涨，动作、语言变多，性欲变强，睡眠较少等。混合症状则是上述两种都有。

（3）偏执性精神障碍，病情明显时常有相应情绪与行为表现。临床上表现特征为固定、持续、较系统的妄想。常见妄想形式为被害、嫉妒、诉讼、钟情、夸大、疑病等，且妄想多接近现实、坚信不疑、不能被说服，一般不泛化，常伴有反复控告、跟踪、伤人、逃走或自伤、自杀等行为。该疾病初期患者往往现实接触能力尚保持良好，不易被人发现，因而容易被误认为性格固执。

（4）分裂情感性障碍，是指在同一次疾病发作期间内同时满足精神分裂和心境障碍诊断要求的发作性疾病，精神分裂症状和心境障碍症状可以同时出现或相隔几天出现。临床上，该类疾病常有反复发作的精神病分裂症状为妄想、幻觉或思维障碍等阳性精神病性症状；情感症状则表现为躁狂发作或抑郁发作症状①。

（5）癫痫所致精神障碍，是一种常见的神经认知障碍，是一组反复发作的脑异常放电导致的精神障碍，是指原发性癫痫所致的精神障碍。由于累及的部位和病理生理改变不同，导致的精神症状也各异。该类障碍可分为发作性和持续性精神障碍两类，前者发作具有突然性、短暂性及反复发作的特点，一定时间内的感觉、知觉、记忆、思维等功能紊乱，心境恶劣或精神运动性发作或短暂精神分裂症状发作；后者为分裂症样障碍、人格改变或智能损害等②。

（6）精神发育迟滞伴发精神障碍，起病于发育成熟期以前（18岁以下），临床表现为指一组精神发育不全或受阻的综合征，智力水平低于正常，且伴发精神分裂症、心境障碍、人格障碍、神经症、器质性精神障碍、行为动作障碍等精神疾病，该类障碍主要特征为智力低下和社会适应困难等。

---

① 郝伟，陆林．精神病学（第八版）［M］．北京：人民卫生出版社，2018：205，97.
② 林勇．司法精神病学鉴定中癫痫所致精神障碍的研究现状［J］．法律与医学杂志，2006，13（1）：69-74.

（三） 精神障碍的病因相关因素

1. 生物学因素

影响精神健康或精神疾病的主要致病因素大致可以分为遗传、神经发育异常、感染、躯体疾病、创伤、营养不良、毒物等。

2. 心理、社会因素

如应激性生活事件、情绪状态、人格特征、性别、父母的养育方式、社会阶层、社会经济状况、种族、文化宗教背景、人际关系等。

二、 精神疾病服药知识

（一） 服药的作用

精神疾病历程常包括急性发作期、巩固期、维持期和恢复期四个阶段。大部分精神疾病如同高血压、糖尿病等慢性病一样需坚持长期服药，且在各阶段都需要按照医嘱服用药物，不可自行减药或停药。然而在工作接触中发现，很大部分精神障碍康复者群体及家属都对药物治疗缺乏系统的了解，产生错误的观念，存在"疾病已好自行停药""经常吃药会变傻""吃药有副作用或不良作用"等认知偏差，导致精神障碍康复者的服药依从性变差，不利于病情稳定，继而引起病情恶化、复发。因此，帮助精神障碍康复者和家属提高对精神疾病药物认知和服药依从性尤为重要。

服药的作用可以归结为以下 4 个方面。

1. 有效治疗精神症状，控制病情

由于许多精神疾病的病因尚不明确，且大多数精神疾病属于慢性病，药物治疗是最重要和最常用的方法，能够有效地治疗精神病症状和控制病情。

2. 预防疾病再复发，降低再度住院的概率

精神疾病是一种高复发性的疾病，据统计，复发率达 40%～80%。若精神障碍康复者能遵照医嘱进行药物治疗，养成良好的服药习惯，能够有

效预防病情复发，降低再度住院的概率。

3. 改善功能，提高生活质量，回归社会

药物治疗的意义在于能够改善精神障碍康复者心理、生活和社会功能减退，逐步恢复其社会功能，促进其与社会保持良好接触，让更多的精神障碍康复者回归社会生活。

4. 稳定病情，控制危险行为

精神科药物在体内有一个代谢过程，如同营养物质的吸收和代谢一样。药物必须在血液中维持一定的浓度，疾病才能得到有效控制，才能稳定病情，控制危险行为。

（二）常用药物

目前，在精神疾病的临床治疗中，常用的治疗手段主要以躯体治疗和心理治疗为主。精神疾病的躯体治疗主要包括药物治疗和物理治疗，其中，药物治疗是改善精神障碍，尤其是严重精神障碍治疗的基本措施。常用的精神科药物有抗精神病药物、抗抑郁药物、心境稳定剂、抗焦虑药物四大类。

1. 抗精神病药物

抗精神病药物主要用于治疗精神分裂症、躁狂发作和其他具有精神病性症状的精神障碍，以达到控制幻觉妄想、预防疾病复发和非特异性镇静等作用。按照药物的时间顺序和药理学作用特点，可以分为第一代抗精神病药物和第二代抗精神病药物两类。第一代抗精神病药物代表为氯丙嗪、奋乃静、氟哌啶醇、舒必利等；第二代抗精神病药物主要有利培酮、奥氮平、喹硫平、氯氮平、氨磺必利、阿立哌唑、齐拉西酮、哌罗匹隆、鲁拉西酮、布南色林、阿塞那平等。

2. 抗抑郁药物

抗抑郁药物是一类治疗各种抑郁状态的药物，但不会提高正常人情绪。这类药物不仅能用于治疗各类抑郁症，而且对焦虑、恐惧、惊恐、强迫、疑病以及慢性病疼痛等都有一定的疗效。其常用的代表药物有氯丙咪嗪、帕罗西汀、舍曲林、氟伏沙明、西酞普兰、艾司西酞普兰、文拉法

辛、度洛西汀、氟西汀、安非他酮、多塞平等。

3. 心境稳定剂

心境稳定剂，又称抗躁狂药物，其主要用于治疗躁狂以及预防双相障碍的躁狂或抑郁发作，且不会诱发躁狂或抑郁，具有镇静作用。常用的代表药物有锂盐（碳酸锂）、卡马西平、奥卡西平、拉莫三嗪等。

4. 抗焦虑药物

抗焦虑药物的应用范围广泛，可以用于治疗各型神经症、各种失眠以及各种躯体疾病伴发的焦虑、紧张、失眠、自主神经系统紊乱的症状，亦可以用于各类伴焦虑、恐惧、紧张、失眠的精神疾病以及部分抑郁症的辅助治疗。其主要功能在于减轻和消除焦虑不安、惊恐和紧张情绪，达到镇静催眠等作用。常用的代表药物有地西泮（安定）、艾司唑仑、阿普唑仑、氯硝西泮、硝西泮、劳拉西泮、氟西泮等。

（三）家庭服药管理

目前，我国大部分精神障碍康复者的康复治疗以家庭照顾和社区康复为主，而在精神障碍康复者康复期间做好家庭药物管理尤为重要，这能够让其养成良好的服药习惯，以稳定病情、预防疾病复发，从而让他们更好地参与社会活动。为提高精神障碍康复者的服药依从性，可以从以下几个方面着手。

1. 指导家属和精神障碍康复者了解药物作用与副作用，了解坚持用药的重要性

通过给精神障碍康复者及其家属提供精神疾病知识和药物治疗健康教育，开展服药依从性训练，增强其对精神疾病的认知，可以帮助精神障碍康复者提高自我服药管理能力。

2. 执行药物管理制度，提高服药依从性

一是可按照 30 天一个周期制定药物管理制度，保管好药物；二是药物点算，清点周期内需服药总量；三是指导家属督促精神障碍康复者按时服药，并做好服药记录；四是定期评估和检查服药记录，可在月初、月中、月末三个阶段再次清点药物余量，评估精神障碍康复者的服药规律性。

3. 利用微信、App 或服药提醒器等工具进行服药提醒，鼓励督促精神障碍康复者服药

在我国的精神障碍康复者群体中，很多是缺乏自主性和能动性的，通常需要外力来推动他们按时服药，可以通过微信、App 等网络媒介或服药提醒器等工具来督促，帮助精神障碍康复者提高服药依从性。

(四) 注意事项

1. 服药注意事项

（1）严格遵守医嘱，按时按量服药。少服或多服都有可能造成不良反应，引起病情恶化，因此精神障碍康复者应该听从医生的安排，规律服药，切勿擅自改动药量。

（2）定期到专科医院检查。精神药物有时会引起一些不良反应，常见的有流口水、嗜睡、肥胖等异常，服药期间需叮嘱精神障碍康复者定期到医院检查，以便及时发现异常，妥善处理因服药而带来的问题。

（3）服用药物后不要快速起立或做剧烈运动。有些药物对血压影响明显，服用药物后需适当休息。

（4）注意饮食合理。服用精神科药物的精神障碍康复者应尽量饮食清淡，少食辛辣刺激食物。此外，不可饮酒，也不能饮浓茶或咖啡，通常也不主张给精神障碍康复者服用各种各样的补品，以免影响治疗效果。

2. 遇到精神障碍康复者以不良反应为由而自行减药或停药时的处理方法

（1）家属应坚定服药信念，切勿顺从。当精神障碍康复者以药物不良反应为由出现自行减药或停药行为时，家属切不可盲目迁就病人意愿，应告知其停药的复发风险。

（2）帮助家属和精神障碍康复者了解药物作用与副作用，认识维持用药的重要性。当出现精神障碍康复者不愿服药这种情况时，有可能是因为对精神疾病病理知识不了解而导致的，此时可以开展精神疾病和药物治疗教育，普及药物和病理知识，增强精神障碍康复者的病识感，从而提高服药依从性。

（3）给予心理支持和疏导。当出现精神障碍康复者不愿服药这种情况时，要及时、耐心安抚精神障碍康复者及其家属的情绪，并寻求专业医护人员帮助，通过权威人士的介入，让精神障碍康复者更加深刻地了解服药的重要性。

（4）专科医院复诊，调整治疗方案。当出现精神障碍康复者不愿服药这种情况时，可建议家属陪同精神障碍康复者到医院复诊，如实告知其病情状态，听从医生安排，调整治疗方案，妥善处理药物的不良反应。

第三章

精神卫生社会工作服务对象需求评估

一、需求分析

需要，即需求，通常以意向、愿望等形式表现出来，它是人脑对生理和社会需求的反映，是个体对内部环境和外部生活条件的稳定要求。需求是人类活动和行为积极性的源泉，是人的基本特征。从某种意义上说，人类一切活动的出发点和归宿都是需求①。精神障碍康复者的需求也是由个人内部需求和外部生存条件决定的，他们的外部生存条件较之普通人来说更严峻一些，因此他们的需求获得满足的难度可能会更大一些。

20 世纪 50 年代，美国心理学家马斯洛提出了需要层次理论，他认为人有生理上的需要（简称生理需要）、安全上的需要（简称安全需要）、归属与爱的需要、尊重的需要和自我实现的需要。这五种基本需要依次构成需要的层次。

（1）精神障碍康复者的生理需要分析。精神障碍康复者的生理需要较之常人会更紧迫。由于精神疾病的复杂性，精神障碍康复者的各种功能性活动和生理代谢等较之常人会发生一些变化，出现睡眠障碍、排泄障碍、个人卫生差等情况。部分精神障碍康复者还会因为精神疾病的影响而暴饮暴食、厌食和拒绝进食等。因此，在开展精神障碍康复者生理需要分析与调查过程中，要注意根据患者的病情变化和个体特征进行个性化的调研。

（2）精神障碍康复者的安全需要分析。精神障碍康复者受到疾病的影响，常常会出现精神紧张和恐惧的状况，在此影响下，精神障碍康复者可能会进一步出现自伤和攻击行为，危及自身和他人的安全，因此，精神障碍康复者对于安全的需要强烈而紧迫。不管是医护人员和家属在照顾的时候还是相关人员在调查需要的时候，都要及时掌握精神障碍康复者的精神疾病特点，对各种不安全因素要有一定的预见性，并积极采取有效的措施，防止各种意外的发生。同时，注意敏锐感知精神障碍康复者的需求，

---

① 全国社会工作者职业水平考试命题研究组. 社会工作综合能力：中级［M］. 北京：光明日报出版社，2020：43.

帮助其寻找各种方法宣泄自己的不良情绪,以减少暴力行为,确保及时回应精神障碍康复者的安全需要。

(3) 精神障碍康复者归属与爱的需要分析。精神障碍康复者被家人疏远或嫌弃是比较普遍的事情,他们在生活中十分容易出现强烈的无助和孤独感受,且自制能力缺乏,多会否认自己的疾病情况,甚至会与家人吵闹。因此,精神障碍康复者十分需要家属的关心和爱护,家属应及时与其沟通交流,让其能够得到更多的温暖和照顾,进而满足其归属与爱的需要。

(4) 精神障碍康复者尊重的需要分析。尊重的需要能够保证精神障碍康复者的生理机能更旺盛,并促进其早日康复。家属在照顾精神障碍康复者的时候要真诚对待,用亲和的态度、礼貌和尊重的称呼来对待他们。对自卑的精神障碍康复者,家属要帮助其寻找各种优点,使其感受到自己存在的价值。而对兴奋和躁动的患者,在必要时家属需要给予约束性保护措施,但需向患者说明保护性措施实施的必要性,让他们认识到这是为了保证他们的安全,不是把他们“当成犯人”对待。

(5) 精神障碍康复者自我实现的需要分析。病情较为轻微和病情处于好转的精神障碍康复者,家属要帮助其达成自我实现的需要。鼓励康复者尽可能地说出自己的感受,并满足康复者的各项习惯,让康复者参与各种活动,并为康复者安排简单的工作。加强健康教育,让康复者更好地认识疾病的发生和发展及出现的症状,使患者自我实现①。

了解这些需求,就是需求调研吗?当然不是,这些都是概括性的抽象需求,我们所说的需求调研,是要落实到行为上、落实到具体的服务上的。需求调研一般分为如下几步:明确调研目的及目标、确定需求调研的内容、选择收集资料的方法、制订调研计划、执行调研计划、整理分析调研资料、进行需求分析。需求调研是一个定位最急迫、最直接的需求并据此制订服务方案的过程。

---

① 黎慕. 马斯洛需要层次理论指导护理对精神病患者的影响 [J]. 中国医药指南,2013,11 (6):307-308.

需求调研的意义主要体现在三个方面：第一，战略规划。通过需求调研，了解精防领域的服务现状和发展趋势，以便进行合理和可靠的战略规划，使精神障碍康复者能够享受到更适合他们的服务，对于促进精神卫生社会工作服务领域的发展也是十分必要的。第二，服务定义。判断精神障碍康复者的需求，进行服务定义，对于创新的服务内容和服务形式，判断要不要做、要做成什么样、要达到什么样的效果、起到什么样的功用，需求调研是不可或缺的。第三，服务内容和形式的优化。对于现有的服务模式，通过需求调研，了解现有的服务存在哪些问题，如何进行优化，制订改进方案。

二、需求调研的内容

精神障碍康复者群体社会的丰富性和个体社会行为的多样性，决定了需求调研题材的丰富性和多样性。概括地说，需求调研的题材范围主要可以分为下述三大类。

（一）精神障碍康复者的社会背景

即有关精神障碍康复者各种社会特征的资料。这种资料既包括精神障碍康复者统计方面的内容，比如性别、年龄、职业、婚姻状况、文化程度、个性特征、成长史、疾病史等；也包括他们生活环境方面的内容，比如家庭结构、社会支持、社交网络的宽度和厚度、人群基本特征等。这类题材客观性很强，在需求中收集这方面的资料往往比较容易，较少出现问题，几乎所有的需求调研都或多或少地包括这一题材中的内容。

（二）精神障碍康复者的社会行为和活动

即有关精神障碍康复者"做了什么"以及他们"怎样做"等方面的资料。比如，每天几点钟起床、每天的主要生活内容是什么、每月去看几次病等。这类题材也是客观的、事实的，它通常构成大部分需求调研的主体内容。

(三) 精神障碍康复者的意见和态度

即有关精神障碍康复者"想些什么""如何想的"或"有什么看法""持什么态度"等方面的资料。比如，精神障碍康复者是怎么看待自身的疾病的，对现有的精神康复服务有什么意见，选择去看病的医院和医生的标准是什么，等等。这类题材属于观念性、主观性的，它是构成各种服务满意度评价、社会心理调查的主要内容①。

除上述所列之外，我们还需要了解精神障碍康复者的躯体健康状况、精神健康状况、服药情况、危险等级等，这对于制订适合精神障碍康复者个体需求的服务计划都是十分必要的。

三、需求调研的方法

社会工作服务的需求分析之所以重要，是因为这是社会工作服务的起点，服务计划、服务方案、服务执行、服务成效都源于此，而精防工作中常用的需求分析方式有问卷调查法、观察法、访谈法、焦点小组等。

(一) 问卷调查法

1. 问卷的概念

问卷是调查研究中用来收集资料的工具，其用途是用来测量人们的行为、态度和社会特征。在精防工作中会用到较多的问卷量表了解精神障碍康复者的行为、特征、康复需求等，如简明精神病评定量表（BPRS）、日常生活能力量表（ADL）、需求评估量表、满意度调查表等。

案例：杨某为社会工作者服务的案主，由于精神疾病的特殊性，案主每次疾病的复发均会对大脑造成一定的损伤，进而影响其社会功能，且每次疾病复发均会出现一些精神症状。在服务过程中，社会工作者可使用精

---

① 风笑天. 社会研究方法 [M]. 北京：高等教育出版社，2006.

神病评定量表（BPRS）、日常生活能力量表（ADL）这两个量表来定期评定其精神症状及社会功能的情况，及时发现案主的病情及康复进展情况。量表如下所示。

深圳市 LG 区严重精神障碍患者个案管理项目
简明精神病评定量表（BPRS）

主要评定精神障碍康复者每个季度的精神症状及现场交谈情况，分为 7 级评分，根据症状强度、频度、持续时间和影响有关功能的程度，将最适合精神障碍康复者的答案（数字）填入框内：1. 无症状；2. 很轻；3. 轻度；4. 中度；5. 偏重；6. 重度；7. 极重。

精神障碍康复者姓名：

评估时间 项目	年 月 日	年 月 日	年 月 日	年 月 日	年 月 日	年 月 日
1. 关心身体健康						
2. 焦虑						
3. 感情交流障碍						
4. 概念紊乱						
5. 罪恶观念						
6. 紧张						
7. 装相和作态						
8. 夸大						
9. 心境抑郁						
10. 敌对性						
11. 猜疑						
12. 幻觉						
13. 动作迟缓						
14. 不合作						
15. 不寻常思维内容						
16. 情感平淡						

续表

评估时间 项目	年月日	年月日	年月日	年月日	年月日	年月日
17. 兴奋						
18. 定向障碍						
总分						
评估人签名						

深圳市 LG 区严重精神障碍患者个案管理项目
日常生活能力量表（ADL）

请按季度根据精神障碍康复者的回答或家属、护理人员等知情人的观察进行评定，将最符合情况的序号填入框内：1. 自己完全能做；2. 有些困难；3. 需要帮助；4. 根本无法做。

精神障碍康复者姓名：

评估时间 项目	年月日	年月日	年月日	年月日	年月日	年月日
1. 使用公共车辆						
2. 行走						
3. 做饭菜						
4. 做家务						
5. 吃药						
6. 吃饭						
7. 穿衣						
8. 梳头、刷牙						
9. 洗衣						
10. 洗澡						
11. 购物						
12. 定时上厕所						

续表

项目＼评估时间	年 月 日	年 月 日	年 月 日	年 月 日	年 月 日	年 月 日
13. 打电话						
14. 处理自己钱财						
总分						
评估人签名						

2. 问卷的设计

尽管实际调查中所用的问卷各不相同，但是它们往往都包含下面几部分内容：封面信、指导语、问题、答案、编码等。在问卷设计时，要先进行探索性工作，熟悉和了解一些基本的情况，才能对各种问题的提法和可能性的回答有初步的认识。然后进行问卷的初稿设计、进行修改定稿及打印①。

3. 问卷设计需要注意的事项

（1）问题的语言及提问方式。

语言是问卷的基本材料，要设计出含义清楚、简明易懂的问题，必须注意问题的语言。问题措辞的基本原则是简短明确、通俗易懂。在问卷设计中，对问题的语言表达和提问方式有下列常用的规则。

第一，问卷的语言尽量简单。精神障碍康复者人群的年龄跨度较大，每个人的学历不一样，且精神障碍康复者受疾病的影响，社会功能有所退缩，理解能力有所下降，因此，应尽可能使用简单明了、通俗易懂的语言，避免使用复杂的、抽象的概念以及专业术语，比如"六大类严重精神障碍""精神阳性症状"等，若必须使用，需做好文字的解释。

第二，不要直接询问敏感性问题。当问及某些个人隐私的问题时，人们往往具有一种本能的自我防卫心理，而精神障碍康复者对一些事情的看法更加敏感、自我防卫心理更强。因此，如果直接提问敏感问题，将会引起很高的拒绝率。所以对敏感性问题最好采取间接询问的形式，并且语言要委婉。

---

① 风笑天. 社会研究方法 [M]. 北京：高等教育出版社，2006.

第三，问题的陈述要尽可能简短。问题的陈述越长，越容易产生含糊不清的地方，回答者的理解越有可能不一致；而问题越简短，产生这种含糊不清的可能性就越小。因此在陈述问题时，最好不要用长句子，要使问题尽可能清晰、简短，使回答者能很快看完，很容易看懂，一看就明白。那种啰唆的、繁杂的问题只会引起被调查者的反感，影响调查的顺利进行①。

第四，问题不要带有倾向性。即问题的提法和言语不能让被调查者感到应该填什么，或者调查者希望他填什么。这也就是说，问题的提法不能对回答者产生某种暗示或诱导，应保持中立的提问方式，使用中性的言语②。比如，同样是询问精神障碍康复者病情复发的原因，"你是因为什么发病的呢"和"你发病是因为不规律服药吗"就有所不同，前者是人们日常生活中习惯的问法，而后者则带有一种希望被调查者回答"是的，我是因为服药不规律才发病的"倾向。

第五，不要问被调查者不知道的问题。询问的问题应该是被调查者能够回答的，或者说，被调查者确实具备回答这些问题的知识和能力。如果询问他们一无所知的问题，被调查者是无法回答的③。如"你对深圳市精神障碍相关的帮扶政策是否满意？"普通群众中大部分人将无法回答，因为他们不清楚精神障碍相关的帮扶政策是什么样的。

（2）问题的形式。

①填空式：

您的年龄［填空题］_____岁。

②是否式：

是否同意接受服务：□ 是 ／ □ 否

③单项选择式：

最近两周的时间内，您有多长时间感到心情低落、沮丧或绝望？

○完全不会　○很少几天　○一半以上时间　○几乎每天

---

① 风笑天．社会研究方法［M］．北京：高等教育出版社，2006.

② 同①.

③ 同①.

④多项选择式：

您的情绪情况：

□持续哀伤 □抑郁 □高涨、兴奋 □焦虑 □激动 □呆滞

⑤表格式：

	无症状	很轻	轻度	中度	偏重	重度	极重
焦虑							
紧张							
猜疑							

（3）答案设计。

答案的穷尽性，指的是答案包含了所有可能的情况；答案的互斥性，指的是答案互相之间不能交叉重叠或互相包含①。

（二）观察法

1. 观察的概念及类型

观察指的是带着明确目的，用自己的感官和辅助工作去直接地、有针对性地了解正在变化、发展的现实。

按照观察中的研究者所处位置或所采取的角色，可以将观察区分为局外观察和参与观察。同样，也可以根据观察地点的不同将观察分为实验室观察和实地观察②。

在精防工作中，观察法也较常用到，如通过观察精神障碍康复者的行为、语言来分析其病情，观察精神障碍康复者的居家环境来排除危险因素，观察精神障碍康复者的家庭卫生情况来评估其生活自理能力等。

2. 观察法应用

（1）实地观察。

实地观察是指现实生活场景中所进行的观察，它通常是一种直接的、

---

① 风笑天.社会研究方法［M］.北京：高等教育出版社，2006.
② 同①.

不借助其他工具或者仪器的观察①。下面以居家环境的观察为例。

在服务过程中可以通过居家环境的观察了解精神障碍康复者背后的康复需求，这也是其中一种康复需求分析的方式。如家中很乱很脏，可以分析：脏乱的居家环境是否会影响精神障碍康复者康复的情况呢？脏乱的情况背后是不是受病情的影响呢？其背后是否有治疗的需求和居家康复计划的需求呢？有时我们也会观察精神障碍康复者家里的一些摆设，如家中有一些书法作品，可以分析书法是不是精神障碍康复者的兴趣爱好，从中发掘精神障碍康复者的一些潜能。

（2）局外观察。

局外观察又称非参与式观察，即观察者处在被观察的群体或现象之外，完全不参与其活动，尽可能地不对群体或者环境产生影响②。下面以精神障碍康复者行为举止的观察为例。

在服务过程中，有时精神障碍康复者不知道也无法明确地表达自己的一些需求，这时社会工作者会通过一些语言行为方面的观察，了解分析精神障碍康复者背后比较迫切的一些需求。如通过观察精神障碍康复者是否有一些语言不连贯、逻辑不清楚的情况或者连续几天不睡觉的行为，了解其病情的变化情况，分析目前是否有紧急就医治疗的需求。

（3）横向观察和纵向观察。

横向观察会对不同服务人群（如精神障碍康复者个人、家属、社区大众等）进行观察，了解不同人群的需求。如在服务精神障碍康复者的过程中，我们会经常观察到精神障碍康复者家属表达不知道怎么照顾精神障碍康复者及照顾精神障碍康复者感觉到压力很大等情况，那精神障碍康复者家属表达的背后是否有学习照顾技巧及减压的需求呢？我们还会观察到社区大众也存在较多的心理亚健康问题及对精神障碍康复者的接纳度不高，其背后是否有需要了解心理健康知识及精神康复知识的一些需求呢？

纵向观察会观察同一服务对象在不同服务阶段的变化，因为同一服务

---

① 风笑天. 社会研究方法［M］. 北京：高等教育出版社，2006.
② 同①.

对象在不同服务阶段也会有不同的服务需求。在服务过程中，对于某一康复对象，可以进行前后变化的观察，还可以观察不同时期精神障碍康复者的情况，了解其需求的变化，及时调整康复计划。如观察发病期和康复期的需求，在发病期精神障碍康复者可能最迫切的需求是治疗，康复期可以根据每个人的需求从八大生活范畴（理财、个人卫生、个人精神状况、社交技巧、服药习惯、工作、社区资源运用、解决问题能力）有重点、有选择地进行康复。

（三）访谈法

在需求调研中，访谈法同样是重要的资料收集方法。由于精神障碍康复者的年龄跨度较大，有些年龄较大的精神障碍康复者有不认识字的情况，且受病情影响表达能力和理解能力也有所减退，因此，访谈法主要依赖口头言语，因而对被调查者在书面阅读、理解和表达能力上要求不高，适用调查对象的范围较广泛，所以在做精神障碍康复者的需求调研中常会用到访谈法来了解其康复情况及康复需求。

访谈法按访谈结构形式不同可分为结构式访谈法和无结构访谈法，其中结构式访谈法又有两种不同的访问形式，为电话访问法和当面访谈法。

1. 结构式访谈法

（1）电话访问法。

电话访问法是指调查员通过打电话的方式与被调查者联系，并在电话中对被调查者进行调查访问的方法。这种访问方式是随着社会现代化的发展，特别是随着普通居民中的电话普及率越来越高而逐步发展起来的[1]。

精防工作中电话访问法的一般流程如下。

电话访问前需根据调查目的设计好相关的电话访问的问卷表，还需要了解精神障碍康复者的一些基本信息，如姓名、性别、联系电话、目前诊断等。前期的这些准备工作有利于电话访问的顺利开展。

电话访问过程中，需先表明身份："您好，我是××的随访人员。请问

---

[1]　风笑天. 社会研究方法［M］. 北京：高等教育出版社，2006.

您是××或者其家属吗"；表明目的："打电话是想关心一下××最近的情况"，包括病情、服药、普及相关的帮扶政策。表明身份和目的，并以关心病情为切入，加上政策方面的宣传，有利于关系的建立，以便顺利地开展后续的需求访问。

电话访问过程中，需先做好纸质问卷相关的记录，并将问卷表录入计算机中。纸质问卷方便存档及后期的查阅，计算机的录入方便后期的数据统计及需求分析。

电话访问法需要注意的事项：首先，电话访问的时间不能过长，通常情况下控制在5分钟以内比较适合，最好不要超过10分钟。过长的电话访问会使部分被访者失去耐心，同时也会影响调查的效果和效率。其次，电话访问调查员在调查过程中需口齿清楚、语气亲切、语调平和，因为调查员的语调、语气会使访问出现一些偏差。最后，及时设法解决电话访问中的意外情况。在电话访问的过程中可能会遇到拒访或者投诉等各种意外情况，应设法解决电话访问过程中出现的各种问题。当遇到拒访或者投诉的情况时，社会工作者可做好相关解释、澄清，做到有效聆听，共情、理解要贯穿全程。如果被访者还是粗鲁无礼，访问还是无法进行下去，可终止访问。

（2）当面访谈法。

当面访谈法是一种以口头语言为中介、调查者与被调查者进行面对面的交往和互动的一种调查方法。在精防工作中，当面访谈法也运用较多，如社会工作者会上门进行面访或者把精神障碍康复者约到社康、社区见面，通过面谈的形式了解精神障碍康复者目前的病情及其他方面的需求。

当面访谈法的基本做法是：研究者先选择和培训一组访问员，由这组访问员带着调查问卷分赴各个调查地点，按照调查方案和调查计划的要求，对所抽取的被调查者进行访谈，并按照问卷的格式和要求来记录被调查者的回答。答案的记录也完全按照问卷的要求和规定进行[1]。

当面访谈法的优点与缺点如下：

优点：第一，调查资料的质量好。精神障碍康复者受病情的影响，在

---

① 风笑天．社会研究方法［M］．北京：高等教育出版社，2006.

理解能力和表达能力方面都有所减退，访问员当面提出问题，被调查者当面给出回答，减少了由于对问题理解不清所造成的误答，还避免了自填式问卷出现由他人代填或者商量填的情况，提高了调查结果的真实性。第二，调查对象的适用范围广。由于当面访谈法主要依赖口头语言，因而对被调查者在书面语言的阅读、理解和表达能力上没有要求，既可用于文化水平较低的康复者，也可用于表达能力和理解能力欠佳的精神障碍康复者。

缺点：第一，访问员与被调查者之间的互动有时会影响调查的结果，双方在访问的过程中很难做到完全客观，可能会导致一些访问的偏差[①]。由于精防工作服务人群的特殊性，涉及精神障碍、心理状况等敏感性内容，被调查者顾虑较多，会直接影响他们回答问题的态度和所提供答案的真实性及可靠性，甚至会有拒访的情况。第二，当面访问调查所需要花费的人力、物力、财力都比自填式、个别发送法、集中填答法高。

2. 无结构访谈法

无结构访谈法又称深度访谈法和自由访谈法，它与结构式访谈法相反，并不依据事先设计的问卷和固定的程序，而是只有一个访谈的主题或范围，由访谈员与被访者围绕这个主题或范围进行比较自由的交谈[②]。

进行无结构访谈的要点如下：

访谈前，要对访谈的主要目标和所要了解的主要内容有明确的认识，做到心中有数，才能在访谈中引导好整个访谈的进程。在访谈前可大概列一下自己需调查的"小提纲"。在精防工作中，需要与用人单位建立关系，了解用人单位的工作需求，常会使用无结构访谈法。如果访谈对象是精神障碍康复者，最好对被访者的各方面情况（如年龄、性别、职业、文化程度、诊断、病情、服药情况等）尽可能详细地进行了解，方便切入访谈及关系的建立。

访谈时间和地点的确定应该以被访者方便为主，同时需注意访谈人员的穿着、人数等。由于精神障碍人群的特殊性及敏感性，很多精神障碍康

---

①　风笑天. 社会研究方法［M］. 北京：高等教育出版社，2006.

②　同①.

复者及其家属都不希望被打扰，怕被他人知道自己患病，会抗拒与调查人员见面。因此，在访谈前，访谈员应该事先与被访者进行联系，向被访者说明访谈的目的和内容，并和被访者就访谈的地点、次数、时间长短、人员（避免太多人）、穿着（避免穿工作服）及保密原则达成协议。

访谈时需要简明扼要、意图明确、重点突出。与用人单位访谈时尤其要注意在有限的时间里突出重点，应当提前做好准备，梳理好自己想表达的内容，直奔主题，陈述理由、带来的预期成效、重复观点等。如果对象是精神障碍康复者，则主要解释你是什么人、你想干什么、为什么要进行这次访谈等。由于精神障碍康复者及家属都会疑心较重，他们更希望得到一些实际的帮助，因此，访谈时适当插入一些病情方面的知识及帮扶政策可以消除他们的疑虑和戒备心。

访谈时访谈员需要礼貌、虚心、诚恳，要对被访者的谈话表示关注，即使当被访者偏离了主题或者语言表达效果较差时也应如此。访谈员的表情要适合被访者回答的内容，要对被访者回答的喜怒哀乐表示出同感，这有利于访谈的顺利开展。

由于精神障碍康复者及家属平时缺少倾诉的对象，在访谈时可能会出现过度倾诉的情况。当访谈过程中出现偏离访谈主题的情况时，需要对内容进行转换控制，可先顺着被访者所谈的内容进行简单归纳，让被访者在这一思路上打上句号，然后再提出新的问题；或者掌握好说话和插话的时机，巧妙地控制好访谈的进程。

访谈过程中可能会遇到被访者对问题不理解、不清楚或者误解的情况，可通过重复问题来帮助他们理解；当访谈者对被访者的回答有疑问时，也可通过复述其回答和追问来确证；当感到被访者回答不全时，可通过停顿或者追问来诱导被访者继续谈下去。

（四）焦点小组

焦点小组是一个非正式的访谈方法，也可以叫作焦点团体。焦点小组并不只是召集一群人来聊天。焦点小组访谈的方法源自精神病医生所用的群体疗法，是一组人按照规定的流程有序地提供信息的过程。焦点小组构建于小组讨论中，这种方式很廉价，并且能快速地揭示精神障碍康复者或家属的需求、经历以及优势。了解何时运用焦点小组方法是成功地运用这种方法的重要因素之一。焦点小组是人们感觉惬意畅谈他们的想法和感觉的媒介。这种惬意的感觉确保他们对事物以及虚设的事物发表自己的观点，这些假设建立在一个经历上，将他们联系到现实社会。

组成焦点小组的人一般在某种程度上彼此相似，而这个相似之处恰巧就是研究者觉得重要的地方，研究的目的往往决定了这种同样的或者相似的特征。关键是，如果招募的那些人要给你提供重要的信息，那么这些人就可以被选择。招募组员过程中，如果有亲密的朋友、家庭成员、亲戚或密切的有工作关系的人，就必须非常小心。因为组员之间过于熟悉可能会造成他们在某些议题上难以揭示其真实的观点①。

四、制订及实施调研计划

调研计划的制订除了要说明此次调研的目的、意义、内容和方法之外，还要说明调研人员的组成、组织结构及培训安排。精神障碍康复者及其家属是比较特殊的调研对象，在调研过程中要尤其注意方式方法，这对调研人员的专业素质要求较高。因此，在调研计划书中，必须对调研人员在调研中所承担的任务进行说明，明确分工，制定相应的组织管理办法。对调研人员的挑选、培训工作也要进行规划，制订出切实可行的培训方案，以保证调研工作的顺利进行②。

另外，在制订需求调研计划书时，需要确定需求调研的时间进度和经费使用计划。每一阶段所分配的时间要合适，还要留有一点余地。特别要注意给准备阶段多安排一些时间，不要匆匆忙忙地开始收集资料的工作。对于经费的使用，也应有大致的考虑和合适的分配，以保证调研各个阶段的工作都能顺利进行③。

---

① 王雅方.用户研究中的观察法与访谈法［D］.武汉理工大学，2009.
② 风笑天.社会研究方法［M］.北京：高等教育出版社，2006.
③ 同②.

以 LG 区 M 精防团队开展的 LG 区居民心理健康调查为例：一是阐明调研的目的，即以 65 岁以上老年人群为基础，掌握全区不同地区、不同人群的心理健康素养水平以及抑郁症、焦虑障碍、失眠障碍和老年痴呆的患病与诊疗情况，分析社会心理服务需求，为完善相关卫生政策和措施提供循证基础。二是说明调研的对象、方式和时间，即明确定义被调查者选择标准，调研方式以集中调查为主、入户调查为辅，调查时间须标明。三是说明调查方法，如选择抽样调查，就要说明抽样原则、样本估计及分配、抽样方法及具体实施步骤、调查对象的确定。四是说明调查工具、内容和方法。调查内容包括社会人口学信息、行为因素、心理健康素养及慢性病、抑郁症、焦虑障碍、失眠障碍、老年痴呆筛查等。五是介绍组织实施过程。包括此次调研计划中各部门、各人员的责任，调研社会工作者的培训安排以及经费安排。

五、整理分析调研资料

资料分析阶段的主要任务是，对调研所收集到的关于精神障碍康复者的原始资料进行系统的审核、整理、归类、统计和分析。就像从地里打下的粮食要经过很多道加工工序才能最终成为香甜可口的食品一样，通过对精神障碍康复者开展需求调研所得到的众多信息和资料，也要经过调研者的各种"加工"和"处理"，才能最终变成研究的结果和结论。这里既有对原始资料数据的清理、转换和录入计算等工作，也有对原始文字资料、图片资料、音像资料等的整理、分类和加工工作；既有对数据资料进行的各种定量分析，也有对定性资料进行的综合、归纳和解读分析[1]。资料整理主要包括三个步骤：整理、分析和引证。

(一) 整理

资料整理是把所收集到的精神障碍康复者相关的资料进行审核、检验、分类及汇总，使之能有条理地以简明的方式反映情况。常用的数据统

---

① 风笑天. 社会研究方法 [M]. 北京：高等教育出版社，2006.

计软件有 Excel 和 SPSS 等，如果以访谈形式进行，则需要重阅访谈记录，捕捉调研的核心，书写重点内容。

（二）分析

统计软件能够便捷地分析各种数据，找出各数据之间的关系。对于与精神障碍康复者或其家属访谈所得到的文字材料，分析方法则是将结果用摘要或分类列项的形式表达出来，有效呈现问题的严重性。

（三）引证

在书写结论以及论证时，都可以利用所收集的精神障碍康复者的谈话内容作为资料，或者用相关的新闻事件去引证论点。例如，根据一名精神障碍康复者的话语，描述一件事情发生的经过，唤起读者的情感共鸣；或者引述与问题相关的新闻，突出需求的时效性和针对性，从而加强结论的说服力[①]。

六、撰写调研报告

规范的调研报告往往有比较固定的格式，尽管用于不同目的、不同场合的调研报告在形式上会有若干细小的差异。一般来说，调研报告都是从所探讨的问题开始，到研究所得到的结论和意义结束。各种调研报告在结构上通常可以分为导言、方法、结果、讨论、小结或摘要、参考文献以及附录几个部分[②]。

（1）导言。主要说明所研究的问题及调研的意义，其中往往包括下述几个方面的内容：第一，调研的缘起（或调研的背景、调研的动机）；第二，调研的问题及其界定；第三，对相关研究的回顾（有时这一内容也可以单独作为一个部分）；第四，调研的目的和意义。

---

① 项目臭皮匠 . 项目百子柜 ［M］. 北京：中国社会出版社，2017.
② 风笑天 . 现代社会调查方法（第三版）［M］. 武汉：华中科技大学出版社，2005.

（2）方法。即说明调研所采用的方式方法、调研的程序和工具等，其中主要包括以下内容：第一，调研的思路或逻辑；第二，调研的基本概念、变量、假设和理论架构；第三，调研的总体、样本及抽样方法、抽样过程；第四，调研的主要方法（包括资料收集方法和资料分析方法）。

（3）结果。即说明通过调研发现了什么。

（4）讨论。即说明所发现的结果具有哪些意义，从这一结果出发，还能得到什么或还能继续做些什么。

（5）小结或摘要。即对上述四个方面的简要总结。

（6）参考文献。即调研报告中涉及的书籍和文章目录。

（7）附录。即调研过程中所用的问卷、量表及某些计算公式的推导、数据计算方法等。

七、调研报告案例

深圳市 LG 区某街道精神障碍康复者就业情况调查与分析

1. 导言

随着精神卫生事业的不断深入，社区精神卫生康复取得了一定进展，但职业康复作为精神康复活动的难中之难，目前仍存在一些问题。为了更好地了解 LG 区精神障碍康复者的就业情况，把握服务需求，方便以后更精准地开展服务，本研究团队于 2019 年 12 月对本辖区部分街道精神障碍康复者进行了就业情况调查。

2. 对象与方法

2.1 对象

对 LG 区某街道的精神障碍康复者和家属（不含学龄前儿童，年龄≥15 岁，无躯体性疾病，性别不限）进行问卷调查。

2.2 方法

抽样方法及样本量：采用随机抽样方式，对街道在管重性精神疾病康复者集中发放调查问卷共 120 份，回收问卷 120 份，回收率为 100%，无漏答及明显不认真的无效问卷。

调查方法：采用访谈和自填方式完成就业需求调查问卷。由调查员到社区，向调查对象解释调查目的等，获取调查对象同意后发放问卷，调查对象当场作答，当场回收问卷。对于不愿意自己填写和不识字的调查对象，调查员采取访谈的方式，记录答案。

工具：调查问卷为知识问卷，分3部分，即个人基本信息、目前就业情况、就业及培训意愿。

3. 结果

3.1 一般情况

本次调查120例，其中男性有63例，占调查人群的52.50%，女性有57例，占47.50%；其中最大年龄超过60岁，最小年龄18岁；初中及以下文化程度的有41例（34.17%），高中/中专/中技的有53例（44.17%），大专或高职的有14例（11.67%），大学本科及以上的有12例（10.00%）。深圳户籍的有35例（29.17%），非深圳户籍的有85例（70.83%）。具体情况见图1、图2（略）。

3.2 就业情况

本次调查显示，目前已经就业的有38人（31.67%），未就业的有82人（68.33%）。在未就业原因中，因工作能力和技能不足、自信心不足怕自己无法胜任工作，害怕受到歧视、找不到合适的工作、无法适应工作中固定的作息安排、不知道如何与工作中的同事相处、人际交往能力弱等，占比均超过53%，详细见表1（略）。

3.3 就业需求情况

调查结果还显示，在就业需求方面，75%以上的受访康复者有就业意愿（详细见图3，略）。而既往参加过培训、未参加过相关的就业技能培训，在就业技能培训的需求意愿方面，非常迫切需要的、比较需要的、一般需要、不需要的人的占比详见表2（略）。

3.4 就业带来的意义

在就业可以带来的意义方面，精神障碍康复者选择获得经济收入，希望能走出家门，提高人际交往能力，有规律地生活，满足家人的期望，变得更加独立、自信，均超过 46.67%，详见表 3（略）。

4. 讨论

国家最新精神疾病流行病学调查显示，我国精神疾病（mental illness）总患病率高达 16.6%，全国严重精神障碍登记在册患者达 614.83 万人①。精神疾病已成为影响人民健康的重大疾病，严重精神障碍康复者作为社会困难群体，融入社会的过程尚有很长的路要走，其中劳动就业是衡量精神疾病康复者融入社会的重要指标②。

本研究显示，精神障碍康复者有较大的就业需求，这与邱海燕等③对南通地区精神病患者精神康复现状的研究基本一致。精神障碍康复者因自身原因（如工作能力和技能不足、自信心不足、怕自己无法胜任工作、害怕受到歧视、找不到合适的工作、无法适应工作中固定的作息安排、不知道如何与工作中的同事相处、人际交往能力弱等）导致的就业问题突出。曾有一项对患有精神疾病的工人进行的调查显示，有近一半的受访者表示，其在执行某些工作任务时，受到过排斥④。

这进一步验证了目前线性的医疗模式，即精神障碍康复者职场不适，与其社会功能缺陷有关。这种典型的问题个体化归因模式，对精神障碍康复者就业过程中的结构性障碍有所忽视，导致精神障碍康复者难以通过就业回归社会，且强化了他们"受损者""受害者"形象，为其带来消极的自我认同⑤。长此以往，将会导致精神障碍康复者的社会功能进一步退缩，更难以融入社会。

本研究还显示，77%左右的精神障碍康复者将获得经济收入作为就业的

① Huang Y, Wang Y, Wang H, et al. Prevalence of mental disorders in China: a cross-sectional epidemiological study [J]. The Lancet Psychiatry, 2019, 6 (3): 211-224.

② 郑妙珠. 系统视角下精神病康复者职业康复困境与出路——以广州市为例 [J]. 决策探索, 2017, 6 (1): 34-36.

③ 邱海燕, 等. 南通地区住院精神病患者精神康复现状及改进措施 [J]. 实用临床医药杂志, 2019, 23 (11): 119-121.

④ 张博. 精神病患者职场受歧视的原因、危害及对策 [J]. 广州市公安管理干部学院学报, 2010, 3 (1): 53-55.

⑤ 郑妙珠. 精神病康复者就业排斥的结构化与内化——基于广州精神病康复者的访谈 [J]. 佛山科学技术学院学报（社会科学版）, 2018, 1 (1): 79-85.

主要目的，这在一方面反映了精神障碍康复者生活质量可能较差，较常人可能面对更大的生活压力，这需要后续继续调查研究；另一方面加大对这部分人群经济的投入是非常有必要的，这对以后精神卫生宏观决策提供了一定的参考意义。

有国外研究显示①，精神疾病的诊断类型和职业状况与精神病康复有相关性，这对在以后的职业康复中针对不同疾病类型采取更特异性、针对性的指导提供了一种新的借鉴。

有最新研究显示②，对精神疾病康复者的支持性就业计划在随机对照试验和荟萃分析中显示了其优越性，其参与者重新融入竞争性劳动力市场方面比之前计划更为成功。所以，在以后的精神康复服务中，不仅要从居家康复和药物管理出发，进行康复模块规范化建设和培训③，而且应该考虑到精神障碍康复者的社会角色和就业需求，做好多样化、特殊化、精准化职业康复规划，切实符合服务对象的需求。

国内外有关精神障碍康复者社区康复就业情况的研究比较少，可参考借鉴的不多。本次调查涉及样本量偏少，且数据收集不够全面、立体，缺乏很强的代表性。下一步应在扩大样本量的同时，结合这一特殊群体的病耻感、生存质量、认知功能、社会功能缺陷等进行详尽、系统的评估与分析。

5. 小结

综上所述，本次研究在一定程度上可以反映的是，LG 区某街道在管病情稳定精神障碍康复者，目前实际就业情况与就业需求不匹配，就业形势仍不乐观，以后如何对这一特殊群体进行更行之有效的职业康复、就业指导与培训是一个需要思考的问题。

---

① Riffer F, Sprung M, Streibl L, et al. Relevance of type of diagnosis and occupational status for the results of psychiatric rehabilitation [J]. Neurops Ychiatrie, 2018, 32 (1): 33-43.

② Richter D, Hoffmann H. Effectiveness of supported employment in non-trial routine implementation: systematic review and meta-analysis [J]. Soc Psych Psych Epid, 2019, 54 (5): 525-531.

③ 周强，等. 中山市社区精神康复现状与对策研究 [J]. 慢性病学杂志, 2019, 20 (2): 197-200.

第四章

精神卫生服务个案工作

一、个案工作的概念与过程

（一）精神卫生个案工作的概念

社会工作是秉持利他主义价值观，以科学知识为基础，运用科学的专业方法，帮助有需要的困难群体，解决其生活困境问题，协助个人及其社会环境更好地相互适应的职业活动①。

有学者总结，个案工作是专业社会工作者遵循基本的价值理念、运用科学的专业知识和技巧、以个别化的方式为感受困难的个人或家庭提供物质和心理方面的支持与服务，以帮助个人或家庭减轻压力、解决问题，挖掘生命的潜能，不断提高个人和社会的福利水平②。

另有学者认为，个案工作是指运用专业的知识、方法和技巧，通过一连串的专业工作，帮助遭遇困难的单个个人或者家庭发觉和运用自身的能力及周围的资源，改善个人与社会环境之间的适应状况，实现对人的尊重和肯定的过程③。

本书尝试对精防领域个案工作作出理解：精神卫生个案工作是指社会工作者在社会工作价值理念的指导下，运用相关的专业技巧和知识，为精神障碍康复者及其家庭提供药物管理、居家管理、社会交往、就业服务、心理情绪疏导、照顾技巧培训等方面的实务服务，使精神障碍康复者能够缓解病症，走出家门融入社会，社会功能得到康复，使家属能够缓解照顾压力、学习照顾技巧等。

综上可以看出，精神卫生个案工作有几个核心点：其一，个案工作是社会工作者在社会工作的价值理念和专业技巧支撑下开展的；其二，个案工作服务的对象是精神障碍康复者个人或其家庭；其三，目的在于帮助精

---

① 王思斌. 社会工作概论 [M]. 北京：高等教育出版社，2019：9.
② 中国社会工作教育协会. 个案工作 [M]. 北京：高等教育出版社，2013：4.
③ 全国社会工作者职业水平考试教材编委会. 社会工作综合能力（中级）[M]. 北京：中国社会出版社，2020：124.

神障碍康复者解决其问题，改善其生活，挖掘其潜能。

(二) 精神卫生个案工作的过程

社会工作个案跟进实务的步骤有以下 6 个阶段：接案—预估—计划—介入—评估—结案。精神卫生个案工作与通用个案有一些细微的差异，因为精神卫生社会工作领域面对的精神障碍康复者是严重精神障碍康复者及其家属，这一群体的特殊性对精防领域的工作开展提出了挑战和机遇。

1. 接案

接案是精防工作开展时与精神障碍康复者接触的第一步，这一步影响整个个案的开案以及后续的跟进，此阶段的工作重点是双方关系的建立。在此阶段，社会工作者需要做的是阐明自己与精神障碍康复者分别承担的责任和扮演的角色。

精防领域的个案通常存在一些被动的特点，因为病情影响，精神障碍康复者的社会认知功能会有所退化，社会融入度受到影响会使他们丧失动力、拒绝外出，这些就使他们基本上属于自愿但被动的精神障碍康复者。

2. 预估

预估是收集资料、认定问题（精神障碍康复者困扰）、确定服务需求的过程。在资料收集方面，注重精神障碍康复者个人资料和其所处环境的资料收集。个人资料包括精神障碍康复者的基本资料、主观经验、动机等；环境方面包括精神障碍康复者的家庭状况以及他的社会支持系统。这里强调家属的角色和作用，家属的支持程度将直接决定精神障碍康复者的康复程度。另外，了解精神障碍康复者资料的时候也需要综合考虑医生的相关诊断和建议。

认定问题（精神障碍康复者困扰）和确定服务需求几乎是同步进行的，认定困扰之后即根据困扰确定需求。此阶段需要了解精神障碍康复者真正的困扰是什么，这一困扰的范围、产生原因、严重程度以及该困扰产生和持续的时间。一般情况下会按照社会-心理角度进行探索，了解其生理、心理、社会各个层面的困扰，再从这些困扰中挑出精神障碍康复者最迫切和最能实现转变的困扰进行介入，再逐步拓展到其他方面。生理层面注重精神障碍康复者的服药情况、生活技能情况等；心理层面注重负面情绪的疏导，为精神障碍康复者注入积极的因素；社会层面注重精神障碍康复者的社会交往、社会融入。

预估时需要注意的是，有些家属是比较强势的性格，喜欢帮助精神障碍康复者表达，包办精神障碍康复者的一些事情，又因为精神障碍康复者在行为和表达方面有所欠缺，家属就更加过度干涉，此类情形不利于社会工作者了解精神障碍康复者的真正需求。社会工作者可以采取以下两种方法：一是劝说精神障碍康复者在没有家属在场的情况下与自己面谈，以便了解精神障碍康复者真正的想法；二是社会工作者与家属面谈，向家属表明自己的服务内容和服务重点，让家属明白，真正需要表达的是精神障碍康复者自己。

3. 计划

计划是制定目标及为了实现目标所采取的行动。制订计划即确定接下来的目的和目标，目的是介入工作最终所要达成的一个结果；目标则是指具体的阶段和成果，即实现目的的阶段性任务。

在精神卫生社会工作中，制订的计划需要围绕上述所提到的精神障碍康复者的真正需求而展开。需要注意的是，因为精神障碍康复者的特殊性，他们可能会因为病情影响而与现实世界"隔离"。此时，社会工作者协助精神障碍康复者制订的计划就要强调"拉回现实"，而且需要特别注意精神障碍康复者的正面重要第三方，即精神障碍康复者的家属，正面第三方可以在精神障碍康复者制订计划的过程中起到积极的关键作用。

4. 介入

介入是上一阶段的具体实施过程。介入分为直接介入和间接介入，直接介入指面向精神障碍康复者的直接实践，间接介入即通过介入精神障碍康复者周围的环境系统来为其服务。

精防工作中需要注意的是，由于病情的影响，每个精神障碍康复者的困扰、面临的问题重点及其受病情影响的症状等都有所不同，需要社会工作者的个别化对待。因为社会的接纳度不足和服务对象自身的病耻感影响，他们可能会出现低自信、无外出等情况，需要社会工作者的耐心和接纳。

5. 评估

评估是为了确认计划实施的程度和结果，它是一个动态的过程，在整个个案工作中贯穿始终。评估的目的在于动态关注工作的进展。在精防工作中，它也是关注病情的重要举措。

6. 结案

个案工作的最后一个环节就是结案。结案的标准有三：目标实现；精神障碍康复者或家属要求结案；精神障碍康复者离开社会工作者的服务区域。结案阶段需要总结个案介入的工作内容，巩固精神障碍康复者的既有改变，使其不至于在结束服务后反弹。此外，还需要与精神障碍康复者结束服务关系，但是需要注意的是，结案并不是直接与精神障碍康复者断绝联系，而是电话持续跟进三个月，关注精神障碍康复者的改变情况。

结案存在非正常结案的情况，如移情、关系妄想、诉求冲突、伦理困境等。下面详细介绍移情和关系妄想两种情况。

（1）移情。个案工作中，移情表现为：精神障碍康复者不把社会工作者看作帮助他解决问题的专业人士，而是把早年情感生活经验中对某特定人（尤其是父母）的特殊感受或反应投射到社会工作者身上，把其当作早年情感生活经验中的某人看待[1]。由于精神障碍康复者的特殊性，社会工作者尤其是女性社会工作者在提供服务时，需要注意自己的穿衣打扮和言行举止，入户时不可穿较短的裤子或者裙子，应当以朴素为主。

移情虽然对专业关系有所干扰，但并不是无意义的。社会工作者若能够对移情有较高的敏感度，就可以利用移情更好地与精神障碍康复者建立专业关系，也能够利用移情深入探究精神障碍康复者的内心。

（2）关系妄想。过往工作过程中，社会工作者曾经面对精神障碍康复者关系妄想这一困境。精神障碍康复者因为病情影响，妄想自己的老公与社会工作者不清不楚，进而对社会工作者持有敌意，此时社会工作者在保证自己安全的前提下，与精神障碍康复者坦诚沟通，阐明自己的工作关

---

[1]　中国社会工作教育协会. 个案工作［M］. 北京：高等教育出版社，2013：167.

系，联系精神障碍康复者家属了解情况时保证精神障碍康复者在场，减少其妄想。另外，过往服务中精神障碍康复者虽从未有过此种情况，但社会工作者也保持了较高的敏感度，判断精神障碍康复者的病情存在波动情况，与其沟通后建议其进一步入院治疗。虽然在社会工作者的经验中，此次困境处理得较为顺利，但是在某些时候，精神障碍康复者关系妄想较为严重，十分抗拒社会工作者的服务，此时就需要选择结案或转介。

二、精神卫生个案工作的内容

（一）药物管理

在过往的服务中发现，绝大多数精神障碍康复者服药依从性差，不愿按医嘱服药，导致精神状况经常处于反复状态，影响其日常生活、工作和学习。精神障碍康复者康复的前提在于病情的稳定，药物管理在这里便起到了至关重要的作用。药物管理通过获取病历、制作药盒、定期点药、协助复诊、出具复诊报告、督促自主服药等提升病患的服药依从性，进而稳定病情。

（二）居家管理

居家管理包括精神障碍康复者个人的卫生打理和生活环境的卫生打理，前者关注精神障碍康复者是否可以自己洗脸、刷牙等；后者关注精神障碍康复者是否可以将自己居住的地方打扫干净、整理清洁等。可以通过和精神障碍康复者共同协商制订计划、制作居家管理查检表等形式促进精神障碍康复者的居家管理。

（三）社会交往

人是生活在社会生活中的，社会交往对于精神障碍康复者融入社会有着重要的影响。精神障碍康复者是否能够在合适的地方做合适的事情，是否能和谐友善地交朋友，这些是社会工作者需要关注的问题。社会工作者通过讲解沟通技巧、带领精神障碍康复者参与社区活动等可以加强精神障碍康复者的社会交往。

（四）就业服务

部分精神障碍康复者是可以参加工作的，只是因为病情、自我社会认知、自我能力评估异常等原因，阻碍了精神障碍康复者走上工作岗位的路径。有些精神障碍康复者因为对自身能力的认知不够清晰，导致在工作中走了许多弯路。

针对此，社会工作者需要做好以下两个方面的工作：第一，对有能力依靠自己走上工作岗位但是存在困扰的精神障碍康复者，社会工作者需要协助其重新对自我能力进行评估，并将工作内容进行匹配；第二，对无能力或者能力欠缺的精神障碍康复者，社会工作者要为其开展培训，协助其挖掘能力，锻炼工作技巧。

（五）其他服务内容

个案工作的具体内容还包括义工服务、问题处理技巧、钱财管理、资源链接等。

不仅精神障碍康复者需要社会工作者提供的服务，他们的长期照顾者也同样需要，社会工作者为长期照顾者提供的服务包括情绪疏导、家属喘息服务、照顾技巧培训等。这些服务也是社会工作者在服务过程中需要重视的内容。

三、精神卫生个案工作理论和实践

（一）优势视角

1. 理论介绍

不同于传统的问题视角聚焦精神障碍康复者的问题，优势视角主要关注的是人自身的内在潜能和可利用的支持网络、资源，最早在慢性精神病领域实践。优势视角理论认为,服务对象无论在什么样的环境中,都会有自己的优势。因为不清楚服务对象能力的真正上限,社会工作者应存有信念,并善于引导服务对象运用周围的资源,融入社区环境,使社区成为服务对象的优势资源,激发服务对象在这一过程中的潜能并协助维持。优势视角有 7 个关键词:优势、增强权能、成员资格、抗逆力、治愈和整合、对话与合作、悬置怀疑①。理论运用案例如下:

精神障碍康复者小 B 总是受到自己病情的困扰,认为自己生病了,什么都做不了,一无是处,终日心情低落,不与家人沟通,也不出门。社会工作者介入后,与小 B 一起梳理小 B 身上的闪光点,小 B 表示自己以前参加社区的手工活动得过一等奖,大家都夸自己手很巧;社会工作者进一步与小 B 梳理其他优势,小 B 又表示自己算数算得很快……这样梳理自身的优势后,小 B 的情绪就显得积极了许多,愿意在社会工作者的陪伴下外出参加活动,社会工作者在此期间不断挖掘小 B 的潜能,发现小 B 很有领导力,所以推荐小 B 做义工小组的负责人,小 B 很高兴。

2. 应用案例

敲开希望之门
——优势视角在精神障碍康复者个案服务中的运用

一、背景资料

服务对象华叔,男,50 岁,未婚,高中毕业,现与父母一起居住。华叔生病以后就再无工作,父母年事已高,父亲身体瘫痪常年卧床,家庭生活来源主要依靠姐姐与妹妹,与父母居住在妹妹为其租住的房子里,华叔主要由 80 多岁的老母亲在照顾。

华叔首次发病是 1992 年,因出现幻听、胡言乱语、被害妄想等症状被送往医院,诊断为精神分裂症,至今共住院 4 次,最近一次住院时间为 2019 年 2 月 3 日。

---

① Dennis Saleebey. 优势视角——社会工作实践的新模式 [M]. 杜立婕,袁园,译. 上海:华东理工大学出版社,2015:14.

二、问题及需求分析

（一）服药习惯差

华叔的服药习惯较差，存在自行减药、停药的情况。此次病发就是因为自行减药导致幻听出现，进而出现跳河自杀的危险行为。因此，当前的首要工作就是协助华叔养成良好的服药习惯，稳定病情。社会工作者利用华叔对自己身体健康的关心，以及渴望摆脱病症过正常生活的强烈愿望，激发其内在抗逆力，加强其自己改变的动机，进而养成良好的服药习惯，不断稳定病情。

（二）生活自理能力欠缺

华叔的日常生活主要由妈妈照料，对于妈妈的依赖性很大，正因如此，华叔的个人生活技能严重欠缺，居家环境较差，房间杂乱。为了提高华叔的自理能力，社会工作者与其共同制订康复计划，并通过挖掘华叔身边资源，借助家人的力量给华叔的康复不断助力，为华叔提供良好的家庭康复环境。

（三）自信心缺失

华叔自生病以来便无工作，整天闲置在家，病耻感与自卑心理较强，对很多事情缺乏自信心。社会工作者发觉华叔的自身优势，以华叔对书法喜欢这一兴趣爱好为切入点来推动华叔走出家门参加书法活动，让其在自己喜欢的事情中不断去找到成就感，进而提升华叔的自信心。

（四）社会功能退缩

华叔自患病以来性格变得内向，不愿意出门，也不愿与人沟通，加之有严重的幻听与被害妄想，防备心理较重，抗拒人群，久而久之，华叔的社交能力退缩。为此，社会工作者通过链接义工资源，帮助其搭建社交平台，为其暗淡的生活注入新的希望，使其重拾对自己的信心、对生活的信心。

三、服务目标

（一）总目标

协助华叔养成良好的服药依从性稳定病情，构建社会支持网络，提高自我效能感，从而更好地回归社会。

（二）具体目标

（1）利用华叔想康复的动机，协助华叔养成良好的服药习惯稳定病情。

（2）借助家人的力量，制订康复计划，协助华叔提高自理能力。

（3）挖掘华叔自身优势，发挥其特长，提升其自信心与自我效能感。

（4）链接外部资源，注入新的希望，推动华叔积极参与社会康复。

四、介入过程

（一）关心案主，激发改变的动机

社会工作者上班时突然接到家属电话，称华叔要跳河自杀，于是马上联系社区"五位一体"，并赶到现场，协助将华叔送院治疗。华叔出院后，社会工作者家访，与其一起回顾住院前后的情况。

社会工作者利用华叔对自己身体健康情况的关心，以及渴望摆脱病症过正常生活的强烈愿望，激发其内在抗逆力，加强其自己改变的动机，进而养成良好的服药习惯，不断稳定病情。

（二）借助家人力量，提高其生活自理能力

华叔虽然年纪很大，但基本生活技能严重缺失，不会做饭、不会洗衣，每天需要妈妈做好饭叫他吃，华叔的房间狭小而脏乱，物品乱丢，床褥很久没换洗过。通过与华妈妈的多次接触，发现华妈妈对于华叔未来的生活存在很大担忧。每次家访华妈妈都会向社会工作者倾诉，儿子现在的情况让她百年之后很难安心，将来她不在了，谁给儿子做饭，儿子如何独立生活，儿子没成家也没后代，如果以后没有了她这个情感纽带，女儿是否愿意承担这个重任一直照顾哥哥不离不弃。

其实精神障碍康复者因为长期患病，其日常所需的基本生活技能存在很大缺失，而这些缺失的技能又是与精神障碍康复者生活息息相关的，是他们社区康复的基石，只有基本生活技能扎实了，精神障碍康复者才能更好地进行其他康复，更好地在社会上生活。

社会工作者与华叔进行了讨论，共同商讨康复计划，经过其同意制订了自我生活技能康复计划，希望其能够按照计划执行，如执行期间遇到问题可向社会工作者反馈再做商讨。

社会工作者将康复计划的事情告诉了华叔的家人，希望他们在华叔执行康复计划期间能够给予一定的支持，并在其作了一些改变时能够及时给予肯定，多些积极正面的词语来肯定华叔的付出与改变，不仅可以提升华叔继续改变的动力，还能增强华叔的自信心，为华叔提供良好的家庭康复环境。家人对此都表示支持。

（三）发掘兴趣与特长，提升自我效能感

社会工作者家访时发现华叔平时有练习书法的习惯，毛笔字写得非常漂亮，对于书法表现出浓厚的兴趣，社会工作者便以此为切入点，推动华叔走出家门，邀请华叔来参加院里开展的书法小组活动。

在小组活动前期，华叔以学员的身份参与其中，与大家一起练习毛笔字，在每节课的学员"最美字体"评选中，每次华叔的作品都能得到大家的一致认可与好评，因此社会工作者邀请华叔担任书法老师，教授大家练习书法。

华叔因为常年患病，习惯了依赖家人，也很少能够得到他人的夸奖与鼓励，因此在尝试做任何事时第一反应总是拒绝，不愿意也不接受，其实这是一种缺乏自信心的表现，此时我们要多给予其耐心，不要在服务对象一表达拒绝时就放弃，而是要不断去鼓励他、夸奖他，给予其更多的自信让他敢于去尝试。

通过几次讲课，社会工作者发现华叔做得很好，虽然语言表达不是特别连贯，教授得不是很专业，但是华叔突破了自己，敢于有新的尝试，进步很大。社会工作者对于华叔的进步给予及时肯定，并与其一起回顾参加书法小组活动的整个过程，回顾其每个阶段的改变，让其意识到自己的进步，从认识自己到接纳自己再到肯定自己，逐步提升华叔的自信心与自我效能感。

（四）参加志愿服务，提升自信，重塑生命意义

华叔自得病以来就很少出门，也缺少朋友，社交网络薄弱。社会工作者在与华叔的工作接触中了解到华叔一方面渴望交朋友，渴望参加活动丰富日常生活；另一方面，又很在意他人的眼光，担心自己在他人眼中表现得不够好、不够优秀。社会工作者鼓励华叔不要在意他人的看法，只要做好当下自己想要做的、应该做的，并且每次都有进步就行。对精神障碍康

复者进行同伴支持服务，有助于改善精神障碍康复者的治疗疗效、恢复社会功能、提高生活质量，因此，社会工作者鼓励华叔报名成为精神障碍康复者义工队的一员。

社会工作者带领华叔参加"城市美容"义工活动，与清洁工一起行动，捡拾城市垃圾，打扫街道，在炎炎夏日为城市最美身影——清洁工送去一份清凉。此次义工活动中，华叔与清洁工阿姨两人一组进行搭档，一人负责清扫，一人负责倒垃圾，在工作中两人沟通互动，配合默契。中间休息时华叔将矿泉水、零食与清洁工阿姨主动分享。此次义工活动让华叔知道了清洁工的不易，以后要做到垃圾不落地，减少清洁工的工作量，同时也让以清洁工为代表的居民们认识到了精神障碍康复者其实没有大家想得那么可怕，他们也是非常善良与可爱的。精神障碍康复者义工通过行动为自己正名，实现自我去污名化。

在后续的"趣味运动会"义工协助活动、"书香伴我行"图书整理系列活动中，华叔都积极参加，并且非常有责任心，表现优异，社会工作者将华叔作为义工骨干进行培养，让其参与活动的策划与准备，对于活动可以表达自己的意见与想法，这对于其自信心的提升有很大帮助。在年终的义工表彰大会中，华叔获得了"优秀义工"称号。华叔主动找到社会工作者，对社会工作者表达感谢。

朋友的出现、多种角色的尝试、能力的提升，都给华叔的生活注入了新的血液、新的希望，让他重拾了对自己的信心、对生活的信心，带着这些希望上路，去发觉新的希望。

五、服务评估与结案

（一）评估维度和内容

1. 服务对象的评估

华叔表示，自接受社会工作者的服务后受到病症困扰的情况得到了明显改善，交到了新的朋友，帮助到他人，让他觉得自己的生活有了意义与价值，对未来生活有了期待，也充满了希望。

2. 家属的评估

家属表示，华叔的病情近一年都比较稳定，发病次数减少，外出次数增多，愿意出门参加活动、接触人群，每次参加完活动回来之后都很高兴，笑容变多了。

3. 专科医生的评估

华叔的病识感得到了提升，能够做到定期复诊、规律服药，能够主动与医生沟通自己的病情，反映药物的副作用，目前的病情较为稳定，精神状态良好。

4. 社会工作者的评估

华叔自接受服务以来，积极接受治疗，认真执行康复计划，自理能力得到提升，积极参加各项康复活动，构建自我与社会支持网络，提高了自信心与自我效能感，提升了社会功能，更好地回归家庭与社会。

（二）结案

经过一年的服务，根据评估结果，服务目标基本达成，社会工作者引导服务对象回顾总结自己的康复过程，发现自己的进步与改变，明确以后生活的方向，最后社会工作者和服务对象共同决定结案。社会工作者告诉服务对象会在结案后的三个月通过电访的方式对其情况进行回访，如果结案以后遇到困难，也可以找社会工作者，社会工作者愿意尽力提供帮助。

六、专业反思

小称呼、大改变：社会工作者的服务对象为严重精神障碍康复者这一群体，在精防领域工作中，大家称呼服务对象为"严重精神障碍患者某某"或"精神疾病患者某某"；在社会中，大家更是称呼他们为"神经病""疯子"。在与服务对象及其家属的接触中，社会工作者发现他们对于"精神障碍""精神疾病患者""神经病"这样的称呼很敏感，也表现出自己的反感，社会工作者希望对这一群体的称呼能够有所改变，就开始称呼他们为"精神障碍康复者"，他们对此称呼表示能够接受，也愿意与社会工作者沟通，虽然只是一个小小称呼的改变，却换来了他们的接纳与信任。把消极贬义的标签换成积极的代名词，这种称呼的改变意味着我们思想的觉醒，对这一群体认知的改变，开始以一种积极接纳的态度来看待他们。

（二）认知行为理论

1. 理论介绍

严重精神障碍康复者这类群体因为病情影响，会有部分人存在认知方面的偏差，进而影响自己的行为，所以在介入过程中，社会工作者有时候也会用到认知行为疗法。这一理论将人的认知、情绪、行为三方面的相互影响认定为精神障碍康复者的问题。

认知行为理论认为，认知对人的情绪和行为有着重要的影响；人的行为进而可以影响人的思维模式和人的情绪。艾利斯提出的"ABC 情绪理论框架"是认知行为理论的重要组成部分。根据该理论，我们可以了解到，影响个体情绪（C）的不是发生的真实事件（A），而是个体对于真实事件的认知（B）。那么在该理论指导下，社会工作者需要做的就是与精神障碍康复者一起和认知（B）辩驳，进而影响情绪（C）。理论运用案例如下：

精神障碍康复者小 C 跟母亲总是吵架，几乎没有办法坐下来好好沟通。某次小 C 告诉社会工作者，自己因为买电脑的事情跟母亲又发生了口角，社会工作者进一步介入后了解到：因为母亲想要托熟人买更便宜且质量有保障的电脑，所以买电脑的时间推迟了，但是没有及时跟小 C 沟通这些想法，导致小 C 有了一些情绪。

此时，发生的事件是"没有及时买电脑"；小 C 的认知是"妈妈不愿意给我买电脑"，小 C 之所以有这样的认知，是因为过往小 C 因为玩电脑经常凌晨三四点还不睡觉，母亲担心其因为此事影响病情进而发病住院，与小 C 产生过不愉快的经历，所以此次的事件导致小 C 产生这样的认知；最后，小 C 的情绪便是"生气"。

社会工作者介入时，向小 C 介绍"理性情绪治疗"这个概念，引导小 C 明白对事件的看法是可以影响自己的情绪的。在此次电脑事件中，社会工作者引导妈妈向小 C 解释清楚推迟买电脑的原因后，小 C 表示自己没有那么生气了。

2. 应用案例

打开"心"的枷锁

——ABC 理论在精神障碍康复者个案服务中的运用

一、基本资料

小冬（化名），女，22 岁，来自湖北省某农村，母亲在深圳某工厂上班，父亲在工地工作，家庭经济状况一般。目前小冬和父母、弟弟住在一起，与妹妹关系一般。

小冬在上高中的时候患上了精神分裂症，其间住院 3 次，发病时存在幻听、妄想等精神疾病症状，无家族病史，发病以来一直断断续续接受治疗。发病以后更换工作比较频繁，以往工作时会经常和人发生矛盾。患病之前小冬性格活泼开朗，但患病之后变得脾气很差，经常因为一些家里的小事觉得母亲不喜欢自己只喜欢妹妹，从而与之发生冲突，变得非常敏感多疑，严重的时候甚至想跳楼自杀。小冬有父亲、奶奶、弟弟作为强有力的支持系统，社会工作者与家属沟通中发现小冬母亲对她也比较关心。

二、问题及需求分析

（1）服务对象自我评价较低，负面情绪多。服务对象容易自我否定，觉得自己一无是处，把自己没有男朋友归咎于自己的"无能""长得丑"，觉得生活没有意义。

（2）亲子关系冲突。因为父母工作的原因，服务对象从小和奶奶住在一起，弟弟妹妹则是父母带大的，让服务对象觉得父母偏心；同时，母亲对服务对象要求比较严格，会批评服务对象，让服务对象更加愤怒和自卑，以对抗的形式来表达自己的不满，进而演化成了恶性循环。

（3）服务对象害怕与人交往，社交退缩。她怕自己说错话、做错事会被人嘲笑，所以把自己的活动范围限定在家里，出现了自我封闭行为。

（4）人际关系冲突。服务对象觉得大家都看不起自己，看到别人聚在一起说话会怀疑别人在评价自己；以往工作时会因为自己的怀疑和别人发生口角，人际关系紧张，每一份工作维持的时间都较短。

三、服务目标与策略

（1）协助服务对象做好情绪管理，合理表达自己的情绪，改善与母亲的关系。

（2）纠正服务对象认为自己做什么都不行的认知偏差，帮助其恢复自信，能走出家门与人沟通。

（3）挖掘服务对象的潜能，引导服务对象进行自我接纳和肯定，提升生活的意义感。

四、服务计划实施过程

（一）改变不合理信念

1. 讲解 ABC 理论

社会工作者向小冬讲解 ABC 理论的含义，协助小冬制作一张"日常认知行为对照表"，与小冬一同整理那些引发她不良情绪和行为的事件，以及她对这些情绪和行为的认知，并且一起探讨可以修正的想法和可以替代的反应。

2. 与不合理信念进行辩论

社会工作者带小冬了解"糟糕至极""过分概括"等概念，帮助她将思维想法与这些概念一一对应，从而令其更清晰地认识到自己某些想法的非理性。社会工作者通过质疑式提问让小冬学会对不合理信念进行辩论。

小冬：弟弟妹妹都比我优秀，我也没什么特长，不想出去，也不想工作，反正我什么都做不好，我会的别人都会，别人会的我都不会。

社会工作者：真的吗？弟弟妹妹会的你都不会？

小冬：也不全是吧，妹妹她只是比我好一点点。

社会工作者：她的哪些行为让你觉得她看不起你呢？

小冬：就是跟她说话的时候她爱搭不理的。

社会工作者：她只对你说话是这种语气，还是对别人也是？

小冬：她对别人也这样吧，有时候跟弟弟和爸妈说话也是那样。

从交流中可以看出，小冬基于对自己没有自信，加上妹妹偶尔"爱搭不理"的态度，让她觉得自己被人看不起，不敢随便出门和人沟通。小冬明显存在过度概括化的倾向，因为一两个人的态度就完全否定自己。且小冬对他人有绝对化要求，认为别人跟自己说话一定要态度温和，不温和就一定是不尊重。通过运用与不合理信念辩论的技术，小冬对自己的观念有了更深的体会和思考。

3. 角色扮演强化思考

为了强化小冬正向思考的能力，社会工作者安排了角色扮演，设置了一个场景：阳阳面试没通过，觉得自己很失败，做什么都不行，一无是处。由社会工作者扮演阳阳，小冬扮演阳阳的朋友多多，对阳阳的非理性信念进行驳斥。

阳阳（社会工作者扮演）：这次面试又没有通过，干啥都不行，我就是个彻底的 Loser。

多多（小冬扮演）：……（很久才开口），一次面试失败而已，不代表你其他事情都做不好啊。（低着头）也许也许……是那个面试的不行，也不是只能去那个公司，还有很多公司呢！

在角色扮演的时候，小冬刚开始觉得不好意思，一直在断断续续地停顿，慢慢地才进入角色，开始对社会工作者说的内容进行驳斥。社会工作者让小冬分享不同的思考方式是否对情绪有不同的影响，小冬表示积极的思考方式会让自己觉得比较开心。社会工作者勉励小冬经常以这种形式做练习，免于自己的思维落入非理性的陷阱。

（二）"我的情绪我做主"情绪管理

1. 情绪便利贴

小冬自身有较强的改变意愿，社会工作者和小冬共同讨论如何更好地控制脾气，具体达成的一致意见如下：有意识地做好自我暗示，不停地告诉自己生气不好、生气不行；分析后果，发脾气不但解决不了问题，反而使得人际关系更加恶化；换位思考，相互理解，对方可能说话就是那样，或者当时对方正心情不好；转向出口，寻找其他发泄途径，如唱歌等。最后，社会工作者让小冬做了一些"情绪便利贴"，在这些便利贴上写上自我暗示、分析后果、换位思考、转向出口四个方法。

2. 制作情绪管理查检表

根据整理的情绪便利贴，社会工作者与小冬又一起制定了情绪管理查检表。社会工作者给小冬布置家庭作业，让她把每天发脾气的次数以及情绪低落的次数记录在查检表中，并从第一个星期内发脾气不能超过 5 次，到第二个星期内发脾气不超过 4 次，以此类推，逐渐减少发脾气的次数。如果每周完成了目标，就给自己买个小礼物；如果没有完成，就做一次家务。

经过两个多月的情绪管理，小冬家属表示小冬虽然还是会发脾气，但发脾气的次数明显减少，小冬已经能够较好地控制脾气，也掌握了控制情绪的相关技巧，康复训练取得了一定成效。

3. 与小冬父母及妹妹沟通，增强家庭支持

从和小冬的沟通中得知，小冬与母亲的关系比较疏离，她一直觉得母亲比较偏爱妹妹，同时，母亲对小冬的要求较高，会经常"说教"小冬，以致容易产生矛盾，母女关系比较差，但小冬内心里是很渴望能得到母亲的认可的。鉴于此，社会工作者与小冬母亲进行会谈，加深小冬母亲对小冬的理解，接纳小冬，并主动表达对小冬的关心，敞开心扉，解除心结。

社会工作者把小冬父母及妹妹召集在一起，以"你写我传"的方式，把小冬的优点和对小冬的祝福、关心写在便利条上，相互传达，最后交给小冬。又以相同的形式，让小冬把对家人的关心、祝福也写在便利条上，传递给父母和妹妹。通过这种方式，很大程度缓解了小冬和母亲的关系，改变了以往针锋相对的沟通模式，转变了她们对彼此的看法，为小冬的康复营造了强有力的家庭支持。

（三）行为训练，学习正确表达情绪

1. 查检情绪失控原因

从情绪管理查检表中了解到小冬第 5 周发脾气较多，根源在于小冬母亲"批评"小冬，说她没有打扫好房间卫生，由此母女间发生了争吵。小冬情绪失控最少的一次是第 6 周，因为这周小冬去唱歌的时候被堂姐夸赞唱得好。由此可见，心情的好坏对脾气的影响很大，所以社会工作者鼓励小冬要学着换位思考，同时有意识地发挥唱歌特长，树立自信，保持好心情。

2. 情景模拟，正确表达情绪

因为担心小冬会忘记，社会工作者经常向小冬强调，生气的时候不能

声色俱厉地发脾气，对待不同意见或者有不同想法的时候要换个角度和方式来表达自己的观点，在持续辅导历程中，社会工作者假设了许多个生活场景，和小冬一起进行角色扮演。虽然小冬时常进入角色较慢，但在情景模拟中她慢慢认识到了如何正确表达自己的情绪。

3. 运用技能，寻找工作

小冬懂得使用 PS 软件做平面制图，这是她的一大优势。社会工作者和小冬一同寻找招工信息，帮她总结以往面试中出现的问题，模拟面试情景，学习面试技巧。经过一个多月的努力，小冬找到一份兼职，4 天时间赚了 1800 多元。小冬表示能够做到这样的成绩是以往从没有想过的，通过此次经历，小冬的自信心大有提升。有了第一次的成功经验，社会工作者鼓励小冬继续利用自身优势寻找工作，通过不断的练习和争取，她最终找到了一份在手机倒模厂做文员的工作。小冬对社会工作者说，往后的路是光明的，自己不会害怕，会努力工作、好好生活，回报家人和所有帮助过她的人。

五、评估与结案

（一）评估

结案前，社会工作者让服务对象对认知调节、情绪表达和训练进行回顾，巩固已经取得的成效。服务对象认为自己现在快乐了很多，和母亲的关系也有所改善。社会工作者鼓励服务对象即使在结案后也坚持用情绪查检表检测和控制自己的情绪，服务对象表示这种方式很好，会继续使用。

通过社会工作者的介入，服务对象逐渐增强了自信心，也明白了很多时候自己总认为自己不行、不能够接纳自己是自己的认知导致的，学习了这个理论之后，服务对象表示实施与社会工作者共同制订的康复计划，不仅改变了自己自卑的心理状况、坏脾气、不合理的信念，树立了自信，而且也改善了和母亲的关系，重新找到了生活的意义。

（二）结案

经过一年多的服务，根据目标的评估结果，服务目标基本达成，社会工作者和服务对象共同决定签订结案同意书。

社会工作者告诉服务对象，如果结案以后生活中遇到什么困难可以找社会工作者进行倾诉，社会工作者愿意尽力提供帮助，社会工作者也会在结案后三个月通过电话定期联系服务对象进行回访。服务对象对于约定的随访也很支持。

六、专业反思

由于服务对象前期很冷漠，情绪变化也比较大，所以社会工作者前期产生了退缩心理，自信心不足，害怕关系难以建立，经调适才有所好转。这是社会工作者以后需要注意的地方。

服务对象是精神分裂症患者，服务的过程中涉及许多关于药物和医疗方面的知识，社会工作者无法及时为服务对象解惑，一定程度上降低了社会工作者在服务对象心中的专业形象，不利于关系的建立，因此社会工作者在以后的工作中需要完备相关知识。

（三）危机介入模式

1. 理论介绍

（1）基础概念。

危机介入模式是围绕精神障碍康复者的危机而展开的调适和治疗工作，注重不同服务介入技巧的综合运用，目的是在有限的时间内快速、有效地帮助精神障碍康复者摆脱危机的影响[1]。在实际的精防工作中，社会工作者常常会遇到危机事件，诸如精神障碍康复者突然发病、出现伤人伤己等高风险行为，这时就需要社会工作者紧急介入，联动其他社会工作者处理危机。

危机的识别在精神康复领域非常重要。危机的预警信号包括：其一，行为线索，退缩、孤立、脸和脖子发红、兴奋性增加和手势动作、踱步、眼神交流不佳或目光低垂或翻白眼；其二，语言线索，重复一件事、语言交流减少、使用非个人化语言（种族性别物化）、声音提高、咒骂。危机进一步升级的信号包括：其一，行为线索，咬牙切齿或鼻孔张大或表情扭曲、语言粗俗、敲打桌子、防御姿势（双臂交叉、握紧拳头）、盯着某物、

---

① 中国社会工作教育协会. 个案工作［M］. 北京：高等教育出版社，2013：216.

发抖、出汗、行为反常、损害财物、购买危险品等；其二，语言线索，口头威胁、多次重复同一件事、使用非个人化语言（种族性别物化）、尖叫呐喊、退缩（不说话）、自言自语等。处理危机的原则以生命安全优先，保护自身和公共安全为第一原则。

危机干预技巧主要有5个方面：一是社会工作者要做好自我控制，控制自身的情感，避免被带动，例如控制自己的"爆点"，保持安全距离，避免贸然抚摸对方，表达尊重、同情。二是评估，评估和界定情况，转移到安静场所、减少环境的风险，例如离开厨房，邀请坐下，保持安全距离、保障自身安全，评估是否需要进一步支援。三是澄清，了解其正在经历的事情或困难。表明身份、来意，采用开放式问题询问发生了什么事件并倾听，解释、回应问题并澄清。四是解决，就接下来的解决方案达成共识。给予自我调节和平静下来的机会，例如深呼吸、有重量的毯子玩具等。提供解决问题或妥协的选择，给出理由，解释规则，真诚承认错误，处理抱怨并承诺作出改变，询问还有什么可以做的，要怎样对方才愿意合作。五是多部门联动，及时沟通情况。

社会工作者从业经历中，有效处理了多次危机事件，其中一件较为印象深刻：精神障碍康复者小D在参加活动时一个人坐在房间的角落，与其他人没有交流，也不加入活动过程。社会工作者发现后便将小D带离活动场所，并与小D面谈，耐心地询问和积极地倾听小D的想法，小D向社会工作者表示自己想要杀人，在来参加活动的路上就已经有这个想法了。进一步面谈，社会工作者了解到小D除了看见社会工作者觉得是安全的以外，看见其他人都觉得危险，想杀了他们。此时的活动点在医院的家属资源中心，所以社会工作者紧急联动医务人员介入，最终推动小D住院治疗。

需要强调的是，在实际工作过程中，并不是说精神障碍康复者出现高风险行为才需要紧急介入，社会工作者需要有高度敏感性，应在精神障碍康复者出现状况时立即介入，将高风险行为扼杀在摇篮中。

精防领域的服务对象有一定的特殊性，在日常工作中常常会出现需要介入的危机干预事件，危机干预包括应急处置和危险行为应对。精防社会工作者想要及时有效地开展严重精神障碍康复者管理危机干预工作，维护精神障碍康复者的健康权益，保护人民生命财产安全等，需要了解危机干预流程与注意事项等，便于在日常工作中高效完成危机干预处理工作。

（2）危险行为应对技巧。

①暴力行为应对及安全防护。

精神障碍康复者在精神因素或精神症状的影响下，突然发生针对自身和他人的暴力行为，具有隐蔽性强、危害性大的特点，因此，社区关爱帮扶小组成员应重点关注和防范精神障碍康复者的暴力行为，做好必要的安全防护。

第一，暴力行为的预测与评估。精神障碍康复者在某些特定的情形下具有比一般人群高出很多的暴力行为发生率。社区关爱帮扶小组成员可以从以下两个方面来预测与评估精神障碍康复者发生暴力行为的可能性。

● 观察外表与举止。精神障碍康复者的外表与举止出现下列表现，很可能就是发生暴力行为的先兆。如：外表怪异、头发蓬乱或肮脏；携带有凶器或可能用作凶器的物品；情感愤怒、易激惹，情绪不能控制，或焦虑、紧张、恐惧、不安；言语异常，提高嗓门或讲话含混不清，嘲讽、辱骂、诅咒或威胁性的言语内容；来回踱步、情绪激动、紧握双拳，敌意的表情和目光；与其交谈时动作逐渐增多，常常站起身或越走越近等。

● 了解历史资料。精神障碍康复者有以下情形之一的，提示发生暴力行为的可能性比较大：工作和居住不稳定、儿童期被虐待的；既往有暴力或冲动行为史或犯罪记录的；有饮酒或吸食成瘾药物史且最近仍在使用者；伴有智力低下、人格障碍或器质性人格改变的；曾有过冲动性小偷小摸、商店行窃、轻率的性行为、贪食、挥霍钱财、自杀企图或自杀威胁等其他冲动行为的；成长于崇尚暴力或暴力程度较高的环境、平时接触的伙伴群体偏好暴力、有能够接触到的武器的；近期出现病情波动及重大生活应急事件的。

第二，潜在暴力行为精神障碍康复者社区管理。对具有潜在暴力行为的精神障碍康复者，首先，要强调家属（或监护人）的责任。其次，社区民警要联合社区精防医生、工作站专干等成员加强社区管理与监测。

● 加强各方面联系，互通信息，对精神障碍康复者的暴力危险性倾向进行评估，制订长期访视计划，督促精神障碍康复者遵医嘱服药和去医院复诊。

- 了解精神障碍康复者病情，分析可能发生暴力行为的因素，掌握精神障碍康复者以前伤害他人的记录，采取针对性防范措施。

- 关注精神障碍康复者近期生活变化和家庭变故，加强心理疏导，减轻负面情绪，对家庭、生活发生的困难和问题及时安置，妥善处理。

- 引导精神障碍康复者参加康复训练，稳定情绪，便于社区管理。

第三，暴力行为的应对技巧。暴力行为本身是许多错综复杂的因素综合作用的结果，因此应对的手段也应是高度个体化且能随机应变的。面对暴力行为应有科学的应对技巧，其中最要紧的就是保证个人安全。

- 注意个人空间和身体姿势。尽量减少目光接触，直接的目光接触是具有对抗性的。尽量保持开放的身体姿势（即不要交叉着双腿、不要双手臂抱在胸前）。要站在精神障碍康复者侧面与之呈三角形的位置，这样可以显得不太对抗。与精神障碍康复者说话时，距离不可太近，以免显得具有威胁性。如果精神障碍康复者处于紧张状态，社会工作者则应将双手摊开放在身体两侧、掌心面向精神障碍康复者，这样会令其相信社会工作者没有悄悄拿着武器。

- 说话应沉着、缓慢且清晰。与精神障碍康复者交谈时要沉着、冷静，语速不可过快，语调不可过高，语言不可带指责性和侮辱性色彩，避免增加对方的恐惧和敌意。

- 让精神障碍康复者保持讲话。如果精神障碍康复者在滔滔不绝地说话，不要随便打断，如果必须要打断，也应注意保持冷静和镇定，点到为止，不要啰唆重复。

- 随时随地表明愿意提供帮助。用点头或"是的……""请接着讲……"等短语来表示你对他的关注及理解；可以给精神障碍康复者提供适当的点心或饮料，以表示友好，取得精神障碍康复者配合。

- 提供支持性的反馈密切注意对方的非言语性线索，并将你对这些线索的印象反馈给对方，有助于消除即将产生的暴力威胁。例如，"你看起来有点激动，能否告诉我你为什么感到激动，我或许可以设法帮助你。""我可以理解你现在非常愤怒，请告诉我有什么想让我帮助的吗？""我可以理解你对某些事非常烦恼，请告诉我是什么让你如此烦恼？"

- 为精神障碍康复者提供一些选择条件，有助于避免暴力行为。例如，可以对精神障碍康复者说："我能理解你对耳朵里听到的声音感到非常不安和激动。我可以送你去环境安静的医院休息几天。如果你不同意，那么你可以去找其他人帮助，或者你自己去医院咨询。你看怎么样？"

- 设定限制。设定清楚的限制，是向精神障碍康复者表明你不会对攻击忍气吞声，而且你将会帮助其控制情绪。例如，"我理解你现在非常愤怒，而且你的愤怒还是有一定道理的。我很愿意帮助你，但如果你如此发脾气的话我将无能为力。现在，希望你坐下，这样你才可能告诉我要我如何帮助你。""看起来你对某件事十分厌烦。我看得出你好像要动手打人，我有点害怕你可能会对我动手。我要请保安过来站在这里保护我们。""我很愿意帮助你，但如果你对我大声叫喊的话我就无法帮你了。要么你停止叫喊，平静地与我交谈，要么我就不得不离开，直到你冷静下来。"当精神障碍康复者考虑你设定的限制时，你可以坚定地重申限制，并向其指出违反限制的后果，而他若是还没有遵守限制，就应采取必要行动，如给予约束、叫社区民警或保安、离开。

第四，面对持有凶器精神障碍康复者的安全防护措施。面对持有凶器或声称身上有凶器的精神障碍康复者，应当相信他的话并马上离开，不要试图解除其"武装"。须牢记的要点就是：不要与攻击者争论，不要单人与攻击者格斗。同时要通知你的同伴或其他人员注意安全，并立即联络社区民警或保安。如果你处于该康复者的凶器威胁之下不能逃离，则应：

- 安静地等待。尽量避免与攻击者格斗，遵照其指令行事，尽量不要使他心烦。

- 采取一种非威胁性的身体姿势：做出屈服的姿态，双手摊开放于身体两侧，手心朝前，身体成45°弯向攻击者，尽量减少目光接触。

- 小心谨慎地选择合适时机，建议其放下武器。如果他同意，不要企图抓住武器，而用同感的口吻与其交谈，拖延时间直到帮助者到来。

- 注意自我防护。如果攻击开始了，要利用周围的物体和家具作为遮挡。一旦有机会，要立即设法逃跑。

②精神障碍康复者自杀行为应对。

精神障碍康复者可能在严重的抑郁状态下或者在妄想支配下出现自杀行为，也可能在疾病康复期因受病耻感、自卑感影响出现自杀行为，需要社区关爱帮扶小组关注和防范。

第一，自杀先兆。自杀者在实施自杀行为之前通常会有一些先兆表现：近一段时间常常感觉无助绝望，对生活失去兴趣，饮酒吸毒，不修边幅；最近面临重大的生活事件，如失去亲人朋友、失去工作、婚姻破裂、重大财产损失等；严重的忧郁情绪，常提到与死亡有关的话题或在言谈中常表示希望自己死掉，把珍贵或有纪念意义的物品送人等；自杀未遂是最明显、最直接的自杀前预兆，任何一次的自杀企图都是自杀者向外界求助的信号，不应随便将其误解成是为了获得他人的注意而采取的策略，否则，随之而来的可能是更致命的尝试。

第二，自杀行为应对措施。面对精神障碍康复者的自杀行为，社会工作者可以采取以下措施：采用倾听策略，不要对其自杀想法和行为表示震惊，也不要与其辩论自杀是对还是错；试图与自杀者建立良好、相互信任的关系，加强安抚，给予劝解，劝解时引导精神障碍康复者多想想家人的感受、多想想孩子的处境及将来；与精神障碍康复者签订口头契约，得到精神障碍康复者不自杀的口头承诺，鼓励精神障碍康复者在自杀前主动寻求专业人员（如精神科医生）的帮助，鼓励他一切都会逐渐转好的；不要承诺为其保守自杀企图的秘密，可借助一些社会资源如危机干预热线、精神障碍康复者亲友、工作单位等提供支持和帮助；如果确定精神障碍康复者有高度的自伤或自杀危险且不愿接受帮助时，应当对其实施非自愿医疗；家属应尽可能妥善保管可能用于自杀的工具，处理有关的生活事件，安排专人陪伴有自杀意念的精神障碍康复者；有些人会在似乎已经恢复正常情绪、变得坚强起来时突然自杀，因此对于已明显解除高危危机后的自杀者，仍须密切加以关注，同时确保自杀未遂者获得持续的帮助，对于自伤、自杀者，协助制止伤害行为，并立即将精神障碍康复者送至精神卫生专业机构或有抢救能力的医院进行住院紧急处置，如系服药自杀，应将遗书、药瓶等线索资料一同带至医院。

2. 应用案例

案例 1：紧急处置控风险，多方联动稳病情

周某，男，22 岁，与母亲同住，2015 年因自言自语、无故发笑，并与同学发生冲突被送往精神专科医院，诊断为精神分裂症，初次发病至今共住院 4 次。2020 年 9 月 4 日，精神卫生社会工作者从周某母亲处了解到周某目前病情较为严重，有自言自语症状，经常发笑，在家中走来走去，且几个晚上睡不着觉，在家里唱歌，大声吼叫，并有离家出走的经历。

精神卫生社会工作者了解情况后，立即将周某病情复发的情况告知 L 区慢性病防治院高风险处理小组。高风险处理小组获悉后迅速响应，一方面，及时联系社康医生查询周某档案，得知周某不久前在其堂弟家时病情就已经开始恶化，且出现了自伤行为，曾建议周某转诊至康宁医院进行治疗；另一方面，通知社区关爱帮扶小组成员立刻前往周某家中，评估周某当前病情，根据评估结果采取相应措施。经过评估，发现周某病情极不稳定，社区关爱帮扶小组成员便劝说周某接受入院治疗，经过努力，终于取得周某及其家属的同意，在民警的协助下成功将其送入医院，并协助家属办理住院手续。

在周某住院期间，精神卫生社会工作者定期联系周某的主治医生，及时了解周某的康复情况，并咨询医生周某出院后的康复建议，同时也会将周某的近况反馈给周某母亲，减少母亲的担忧。周某出院后，精神卫生社会工作者为周某宣传精神障碍相关知识，不仅让周某认识到了自身的一些言行（如自言自语、被害妄想）是精神疾病的表现，而且通过引导让周某意识到引起自身情绪变化的起因及在何种情况下容易造成注意力不集中，并告知周某及其家属坚持服药的重要性，精心为周某制作药盒，督促周某养成良好的服药习惯。

此案例的成功跟进离不开多方面人员的积极联动，如社区专干、社康医生、患者家属、精神卫生社会工作者等共同参与，不仅有效地预防了患者肇事肇祸的风险，还为患者病情的稳定提供了保障。

案例 2：家属沟通路漫长，耐心坚持终成功

2020 年 5 月 8 日早上，H 区 H 派出所接到朱某的报警求助来电，称自己的十几万现金在阳台被风吹走了。民警到达现场后核实并无此事，从家属提供的病历中了解到朱某曾在市康宁医院就诊，民警当即联系社区关爱帮扶小组核实朱某是否为在册严重精神障碍康复者。经查实，朱某为非在册康复者，2019 年 4 月曾到市康宁医院就诊，专科医生建议朱某住院治疗，但家属并未同意，之后也未定期复诊。

精神卫生社会工作者在与朱某沟通时得知，朱某性格软弱，对家属的长期管束心生不满，对在校同学的欺辱感到痛苦，内心苦楚无人能诉，时常有自伤自残行为，并有过自杀想法。考虑到朱某病情不稳定，且有复发、恶化风险，社区关爱帮扶小组成员建议家属带他前往专科医院复诊，做进一步诊断治疗，家属同意。

5 月 9 日，社区关爱帮扶小组成员到达精神障碍康复者居住楼下，家属突然改变主意，拒绝送治。家属认为，朱某的问题不是很严重，在家严加看管即可。社区关爱帮扶小组成员告知家属，朱某目前情绪波动大，已经出现自伤行为且不受控制，病情正在加重恶化，需马上接受治疗，以免造成不可挽救的后果。经劝说，家属仍拒绝社区协助，但表示会自行送治。

5 月 22 日，民警接到房管报警电话，称朱某在小区见人就拉，用手拍打路人，叫人还钱，给附近居民的生活带来极大困扰。社区关爱帮扶小组收到信息后，立即上门了解情况，获悉家属并未将朱某送往专科医院进行治疗，故再次劝说家属，动之以情，晓之以理，希望家属能够积极配合，家属却坚决不同意，他们害怕朱某在医院受到不公平对待。因家属拒绝送治，且朱某无肇祸行为，社区继续关注，加强沟通工作。

5 月 26 日晚 9 点至 27 日早 8 点，朱某拨打报警电话 78 次，社区关爱帮扶小组知晓后再次上门。家属称对此毫不知情，民警给出证据，言明该行为属于违法行为，考虑到朱某的精神状态不稳定，病情复发，警方不予追究其刑事责任，但希望家属转变态度，配合治疗。家属称朱某只是有心

结,希望社区关爱帮扶小组成员能协助演戏,假装帮他找到钱,借此打开心结。社区关爱帮扶小组成员向家属普及精神疾病相关知识及案例,让家属明白这种疾病可以通过药物、行为、心理治疗等方式逐渐恢复好转,同时告知家属靠演戏并不能让朱某康复,必须前往专科医院接受治疗,但家属再次拒绝交流。

6月8日,社康精防医生接到朱某家属的求助电话,之后立即联系社区关爱帮扶小组成员,共同赶到朱某家中,发现朱某身上多处划伤,血渍未干,情绪失常,易激动,无法正常沟通,病情严重恶化。家属发现事态已发展到不可控的局面故向社区求助,社区关爱帮扶小组成员为家属分析利害关系,告诉家属专科治疗不仅能稳定他的病情,也利于他今后的生活,最终家属答应第二天送治。

6月9日,在等待送治时,朱某见到路人就骂喊还钱,有时还会踹上一脚,无法劝止。到达H区精神卫生中心门诊时,朱某不肯下车,时而惊慌,时而愤怒,有攻击他人倾向,不配合医生做精神检查,家属配合度也较低,精神科医生建议立即送市康宁医院治疗。因朱某为非在册康复者,无法申请绿色通道,住院需要自费,家属犹豫不决。社区关爱帮扶小组成员为家属宣传相关补助政策,最后家属同意送院。因朱某在医院有攻击他人行为,当医院要求对朱某进行绑带约束时,家属再次拒绝,局面陷入僵持。之后经过社会工作者耐心解释,获得家属理解,成功办理入院手续。

本案例在处置过程中,H区D街道综治办与H区精神卫生中心持续关注此事动态发展,并指导社区开展工作;社区关爱帮扶小组成员认真负责、配合得当,从未放弃与家属之间的沟通交流,积极分析家属不愿送治的原因,在关键时刻打破家属的顽固观念,改变家属对疾病的认知,讲解相关补助政策,给予支持。

(四)复元模式

1. 理论介绍

在个案工作介入中,社会工作者可以采用复元模式为精神障碍康复者开展服务。复元模式可以用一个单词概括:CHINESE 复元模式。该模式建基于相关的理念（正常化、融合、复元）及不同的社会心理理论（存在主义、现象学、精神动力学、认知行为、社会学），从这些角度去解释和开展介入工作。CHINESE 的每个字母有其自身所包含的意义，C：与现实的联结；H：用普通的日常生活和活动去支持；I：融入社区中的社交圈和群体并与其互动；N：培养复元力和积极的自我定位；E：培养治愈相关创伤和处理复杂情感的能力；S：激发对未来生活的希望；E：建立一个新的和积极的生命意义①。理论运用案例如下：

精神障碍康复者小 A 与 70 多岁的老母亲和智力低下的妹妹住在一起，长期以来的生活习惯使得小 A 是低自尊、社交退缩的，社会工作者介入时运用复元模式中的"H：用普通的日常生活和活动去支持"这个点为小 A 展开服务。

小 A 不出门，社会工作者便经常陪伴小 A 在楼下散步，一段时间后与小 A 约定每天必须出门两个小时，无论是出去散步、玩或者购物均可，在这个过程中将路途中见到的人、事、物进行记录，小 A 逐渐对外出不再那么抗拒。在取得此阶段成果后，社会工作者开始带小 A 外出坐公交参加活动，在路上耐心地引导小 A 学习公交车的线路和乘坐规则，小 A 不再整天闷在家里，也愿意与其他精神障碍康复者沟通交流了，自尊心也有所提升。

2. 应用案例

齐齐发力，助力康复
——复元模式在精神障碍康复者个案服务中的运用

一、背景资料

服务对象小 Y（化名），女，29 岁，户籍地为河北，被诊断为精神分裂症，未婚，父亲早亡，母亲不愿照看，与弟弟关系一般，现与姐姐同住。

---

① 叶锦成. 中国取向复元模式实践：精神健康社会工作案例研究［M］. 上海：华东理工大学出版社，2017：41.

服务对象于 2011 年被确诊为精神分裂症，病程 9 年。曾多次反复住院，行为散漫，伴随有严重的精神症状，发病时发生打砸暴力行为，给服务对象个人、家人以及社会带来负担，且服务对象因疾病产生自卑情绪，不敢参与社区活动，缺乏人际交往。

服务对象无工作，其母亲无业，日常支出需要姐姐帮助，家庭经济情况较差。在专科医院确诊之后，在家服药治疗，其间曾外出打工，后因与同事发生矛盾辞工。在家期间服药不规律，导致幻觉等精神症状产生，有言语威胁甚至欲拿刀伤害家人的行为。被送治住院之后，由社康精防医生定期随访并提供康复建议，成效一般。服务对象目前仍偶有伴随幻觉、妄想等症状，受病情影响，行为懒散，拒绝外出。

二、问题及需求分析

复元理论认为，复元是一个让精神障碍患者重新认识自己、建立正面自我形象及重建有意义生活的康复过程。关于提升服务对象的复元能力，林清文[1]提出以下建议：发展个人的优势；帮助服务对象学习社交技巧，建立较好的人际互动；与服务对象共同建立有成就动机的目标；协助服务对象建立良好的家庭关系；建构社区归属感；发展健康的生活态度及活动规划。本案例中，服务对象存在以下问题：在个人层面，服务对象缺乏对自我的认识，自信力低下且人际交往网络较为狭窄；在家庭层面，家属在服务对象康复中的支持能力不足，家庭沟通能力较差和缺乏家庭护理知识；在社区层面，社区对于精神疾病的认识不够，污名化情况严重。因此，在开展服务过程中，社会工作者应注重联合家属、社区资源等，通过提高服务对象的自信心，发展其正向的自我信念，发掘其优势，增强服务对象的能力，帮助其建立良好的社会支持网络。

三、服务目标

（一）个人层面：协助案主认识自我优势，提升人际交往能力

（1）个案初期通过高频次的面访，建立良好的专业关系。

（2）挖掘服务对象优势并发展其优势，改善服务对象不合理的认知和

---

① 林清文. 复原力［J］. 教育研究月刊，2003（112）：149-150.

行为，拓展服务对象的人际交往网络。

（二）家庭层面：增强服务对象的家庭沟通能力和支持能力

（1）为服务对象及其家属提供家庭沟通技巧，学会用优势视角看待对方。

（2）链接社区精神康复资源，为家属提供家庭康复指导。

（三）社区层面：提升服务对象的社会功能和社区归属感，消除服务对象的病耻感和社区污名

（1）为服务对象申请监护人补助和服药补贴，减轻家庭经济压力。

（2）通过社区宣传和知识讲座消除服务对象的病耻感和社区污名。

四、服务介入

（一）第一阶段：同理服务对象感受，激发康复愿望

服务对象患有精神分裂症，病程久，多次发病，发病时伴有打砸等暴力行为，社会工作者使用开放式问句了解服务对象对疾病及发病后重要事件的感受与想法，并运用同理心等技巧，让服务对象抒发自己患病后的负面情绪，服务对象开始接纳社会工作者的服务并且有继续接受辅导的意愿。

服务对象服药之后嗜睡，行为懒散，导致发胖，因此服药断断续续，认为是药物有副作用。社会工作者向服务对象讲解药物的副作用并探讨服药的利与弊，增加服务对象对服药的认识。随后，社会工作者引导服务对象订立了以"按时服药，病情稳定，社会功能恢复"为目标的复元计划，服务对象认识到了自己在复元过程中的责任，并运用自己的优势助力复元之路。

（二）第二阶段：构建支持网络，增强服务对象康复的信心

在社区支持方面，社会工作者协助服务对象申请了监护人补助和服药补贴，一定程度上缓解了服务对象的家庭经济压力。同时，社会工作者在社区内开展宣传活动，提升公众对精神疾病的认识，消除公众对精神障碍康复者的偏见和社区污名。

在家庭支持方面，社会工作者与服务对象母亲和姐姐沟通，并提供情绪辅导，建议服务对象家属接纳服务对象，以尊重和欣赏的态度，发掘服务对象的优点。同时，为服务对象家庭提供家庭沟通技巧，鼓励服务对象

和家属积极沟通。社会工作者还邀请服务对象和家属参加社区知识讲座，并进行健康指导和康复教育，提升服务对象家庭照顾技巧。

在个人交际网络方面，社会工作者邀请服务对象参加社区手工活动，鼓励服务对象与其他人互动，从恢复良好的精神障碍康复者中收获正面的知识和感受，拓展服务对象的人际交往网络。

（三）第三阶段：协助服务对象规划未来，提高服务对象的存在价值和成就感

社会工作者与服务对象讨论其优势，发现服务对象在发病之前曾在中专学习，专业是文秘，因此对一些办公软件以及文职事务处理有一定的知识基础。在与服务对象交谈中，服务对象表示想做文职工作，但是因为还有些幻听等精神症状存在加上对电脑的一些办公软件太久没操作不熟悉，因此产生退缩的想法。社会工作者建议服务对象尝试接纳疾病的症状，尝试降低疾病发生的频次，增加服务对象对疾病的掌握感。同时，社会工作者鼓励服务对象自学或者报相关的培训课程，为就业做好准备，在明确自己的学习目标之后，服务对象的康复动机明显得到提升，并且对日常生活做好安排，如每日运动和培养自己的兴趣，对未来的规划更加清晰。

五、服务评估

（一）评估

1. 评估方法

（1）总结性评估。采用简明精神病评定量表（BPRS）和日常生活能力量表（ADL），对制定的目标和达成的结果进行评估。

（2）过程性评估。服务对象及社会工作者陈述介入过程对自己的影响，社会工作者在工作过程中运用的专业手法、策略及社会工作者的角色、态度，对服务对象和社会工作者的关系进行评估。

2. 评估内容

从服务对象的精神状况、日常生活、身体状况、工作学习、人际关系、家庭关系、家庭经济状况、对服务方案的满意程度等方面进行评估。

3. 目标达成的情况

（1）在个人层面，根据BPRS量表，服务对象从接案初期的44分下降

为结案时的 29 分，表明社会工作者干预效果较好；根据 ADL 量表，服务对象从接案初期的 28 分下降为结案时的 15 分，表明服务对象的各项社会功能正在逐步恢复。整个过程中，服务对象参与了个人复元计划，发挥了个人作用。同时，通过挖掘服务对象的优势，发现服务对象有一定的文职工作基础并且也对此较为感兴趣，社会工作者因此鼓励服务对象自主学习，走上工作岗位，并在此期间积极与其他精神障碍康复者交往，获得正面的认知，拓宽了人际交往网络。

(2) 在家庭层面，通过健康教育和指导，提升家庭照料能力。同时，为服务对象和家属提供沟通技巧，提升其家庭沟通能力，增强家庭支持能力。

(3) 在社区层面，协助服务对象申请了政府的福利政策，缓解了家庭的经济压力，并通过社区宣传等，社区污名化现象有所改善。

4. 服务对象对服务方案的满意程度

社会工作者在服务过程中能够及时关心服务对象，服务对象对社会工作者提供的辅导表示较为满意。

5. 对自己工作效果的评估

该个案的服务时间较长，在此过程中，服务对象有正向的改变，社会工作者的能力也得到提升。

六、专业反思

在专业手法、专业关系方面，服务对象的复元过程经历不同的阶段，初期在建立专业关系的时候，需要社会工作者充分同理服务对象的感受，提高服务对象接受辅导的意愿。辅导中期采用优势视角，挖掘服务对象的优势，提升其自信心，增强服务对象的能力，协助其建立良好的社会支持网络。辅导后期要采用鼓励的方法，协助案主规划好未来，建立希望，提升行动力。

在成效方面，复元理论主张以平等的方式与服务对象互动，促进服务对象自决，强调服务对象的自信心和主动性，开发服务对象资源，促进服务对象以多元策略来进行危机处理和生活重建，让服务对象重拾生命的意义。

（五）寻解导向模式

1. 理论介绍

寻解导向模式又名短期焦点解决治疗（Solution-Focused Brief Therapy, SFBT），是史蒂夫·德·沙泽尔（Steve De Shazer）、茵素·金·柏格（Insoo Kim Berg）夫妇和他们的同事于 20 世纪 80 年代在美国短期家庭治疗中心（Bref Family Therapy Center）构想并发展出来的。SFBT 最重要的价值是改变人们看待问题与个人的视框①，SFBT 重视服务对象的优势和正向回顾的价值，让服务对象了解如何建构处理问题的目标而不是问题的始末，学会发现问题之外的例外。寻解导向在实务指引上有赞美、重新建构、一般化及外化技巧、排序及量尺化技巧、例外架构、假设架构等一系列的技巧。理论运用案例如下：

服务对象 A 对精神分裂症有片面认知，自暴自弃、封闭自我，社会工作者需要做的就是激发服务对象康复的动力，促进其行为的改变，避免服务对象像以前一样自暴自弃、封闭自我。对此，社会工作者引入寻解导向，通过例外情境、奇迹问题、应付问题等增强服务对象的动力，促使服务对象采取积极的治疗方式和康复行为。利用刻度问题、面谈前的改变等引导服务对象发掘自身的资源，促使其行为的改变。下面是节选的部分对话：

社会工作者：在精神疾病方面，你曾经用过什么方法去做康复吗？

服务对象：有，曾经在老家的时候通过药物治疗和心理辅导康复过，但隔了大半年的时间又复发了。

社会工作者：隔了大半年又复发？就是说之前通过药物和心理治疗是有效的，只是后来停止服药以后又复发了？

服务对象：是的，因为那时候不了解这个病，觉得自己已经好了，不需要再进行治疗。

社会工作者：如果有一天你的病全好了，你觉得会是什么样？

---

① 洪莉竹. 稻草变黄金：焦点解决咨商训练手册［M］. 台北：张老师文化事业股份有限公司，2017：16.

服务对象：我想上大学，想像其他人一样工作，不想成为家里的负担，可是我现在的状态什么都做不了。其实第一次出院后是有上班的，但是复发后就失去了信心，再也不相信所谓的治疗和康复了，觉得精神病反正是治不好的。

社会工作者：你说之前出院后有去上班，只是后来复发后就再也没有去了，那我是不是可以这样理解，其实你生病后在稳定的时候也是可以上班的。

服务对象：是的。

社会工作者：如果让你为自己目前的状态打分，满分是10分，你会给自己打几分？

服务对象：4分吧。

社会工作者：4分？目前你对自己的状态不是很满意？

服务对象：是啊，因为发病次数太多了，我也整天只想躺在床上，不爱出门，也不愿意跟人说话了。

社会工作者：那你现在觉得自己还可以做什么来提高你的这个分数吗？

服务对象：首先应该好好配合药物治疗，然后多出门去参加一些康复活动，制定一些目标，让自己的状态变得更好。但是我的病情一直这样反复，也不知道能不能好。

2. 应用案例

小改变，正能量

——寻解导向模式在精神障碍康复者个案服务中的运用

一、背景资料

服务对象小游，男，22岁，9年前被诊断为双相情感障碍。首次发病是在初中一年级，因出现胡言乱语、孤僻多疑等症状被送去医院，至今共住院4次。最近一次住院时间为2018年2月，住院前出现抑郁、失眠、暴瘦20多斤等情况，且出现较强烈自杀意念。出院后社会工作者接为个案进行跟进。

服务对象目前与母亲同住，父亲早逝，由母亲拉扯长大。服务对象认为母亲对自己要求很高、很严格，自诉"小时候常被妈妈骂，妈妈对我的要求很高"。母亲的过高期望让服务对象感到力不从心，压力过大，进而影响其情绪，双方摩擦不断，矛盾升级。据了解，服务对象自高中毕业后就参加工作，但工作更换频繁，多数时候是因为无法胜任工作被辞工。服务对象生活中缺乏自信，认为自己工作能力不足，同事不喜欢自己，很少参加社交活动。

二、问题及需求分析

服务对象出院后，社会工作者接为个案，此时服务对象还存在一定的危机。通过面谈，社会工作者发现服务对象存在情绪控制较差、和妈妈关系欠佳、自信心不足等问题。社会工作者与服务对象共同探讨其需求：一是稳定病情。服务对象出院不久，病情不稳定，在自杀危机方面仍存在一定的危险因素。二是改善家庭关系。服务对象与母亲关系紧张，自身情绪控制能力差，更缺乏合适的沟通方法和技巧。三是稳定工作，提高自信。服务对象受疾病困扰，且在工作方面因多次被辞工，导致自信心不足。

在协助解决服务对象的问题时，社会工作者与服务对象共同回顾自杀住院的整个事件，并进行了"危险评估"和"安全评估"。为了协助服务对象能够更好地进行社区康复，回归社会，社会工作者在协助服务对象的过程中希望从发掘自身的能力和资源出发，加强其改变的动力，将焦点放在提升服务对象处理危机的能力、对危机的醒觉和构建支持网络上。

寻解导向模式强调非病态化及善用资源，认为服务对象是有能力、有资源解决问题的，服务对象是解决自己问题的主要力量。社会工作者要积极挖掘和发展服务对象的潜能，并尝试运用其自身的资源、优势去解决困扰。寻解导向模式认为变化是无可避免的，社会工作者需要捕捉服务对象的变化，鼓励服务对象一小步一小步的小改变，产生"滚雪球效应"，达到最终改变。

因而，本案例中针对服务对象情绪控制差、家庭关系紧张、自信心不足等情况，社会工作者决定运用寻解导向的介入模式，通过推动服务对象发掘自身的潜能和优势，寻找到以往的成功经验，尝试从"小改变"开始，进而解决服务对象自己的困扰，帮助服务对象提升解决问题的能力和提高自我效能感。

三、服务目标

（一）总目标

保障服务对象的生命安全及精神健康，协助服务对象建立更积极的人际关系，提高自我效能感，从而能够更好地进行社区康复。

（二）具体目标

（1）评估自杀危机，构建安全防护网，保障服务对象生命安全及精神健康。

（2）表达同理，寻找沟通中的例外情况，增强改变的内在动力。

（3）寻找生活目标，掌握沟通技巧，建构良性的亲子沟通。

（4）提升自信心和自我效能感。

四、介入过程

（一）强化意识，降低危险发生概率，保障生命安全及精神健康

服务对象出院1个月后，社会工作者与其建立了专业关系。服务对象因有强烈的自杀念头而住院，距离接案时间较短，因此社会工作者的首要任务是在其出院后进行持续的危机评估，保障其生命安全。

社会工作者充分聆听服务对象的困扰，对服务对象的困扰和情绪表达同理，并与服务对象共同评估目前的自杀危机的"危险"及"安全"因素和程度。"危险"因素方面，由于距离上次产生强烈自杀意念时间较短，仍有较高的风险，社会工作者和服务对象及其家属约定以下三点：一是近段时间保持紧密联系，如其出现抑郁或自杀念头马上联系社会工作者；二是社会工作者协助服务对象加强病情自我管理，定期到精神科门诊复诊，和医生保持沟通，坚持按医嘱服药，保持精神状况稳定；三是社会工作者和家属保持定期沟通，了解服务对象在家的情况。关于"安全"因素，即"保护"因素，社会工作者和服务对象总结了两方面：一是出院后一直规律服用精神科药物，逐渐消除残留病症，出院后没有再出现自杀意念；二是出院后这段时间妈妈对自己比较包容，双方减少了生活摩擦，自己也认识到之前想要自杀的想法是不对的，以后想好好生活，并找一份稳定的工作。

（二）表达同理，寻找例外情况，增强改变动力

服务过程中，服务对象多次提及自己情绪容易变得抑郁或烦躁，但认为自己情绪易波动主要是由于他人的"激怒"，例如妈妈脾气不好、同事喜欢指挥自己做事等。社会工作者运用寻解导向模式，对服务对象的困扰和情绪表达同理，进一步引导服务对象寻找其内在改变的动力。

社会工作者和服务对象总结了与母亲沟通过程中出现的"小例外"，以及服务对象出现的"小改变"对其情绪的影响，肯定了其积极正向的思维方式，并鼓励服务对象之后将类似的认知小改变运用到工作及生活中的其他情境中，并在后续的面谈时和服务对象进行讨论分享，从而提高服务对象的情绪管理能力。

服务对象有了动力和妈妈改善关系，表示愿意让社会工作者到家里和自己及妈妈一起沟通。在一次服务对象和妈妈相处出现冲突过后，社会工作者运用同理及寻解导向模式介入，引导双方把焦点放在对方的优点及问题的解决上，寻找共同关注点，从而协助改善服务对象与妈妈的关系。

（三）寻找生活目标，掌握沟通技巧，改善亲子关系

多次的面谈中，服务对象诉说了许多与母亲的沟通状态，其中出现最多的就是认为与母亲关系紧张，认为母亲经常食言、对自己发脾气，且对自己管束和要求很多，如不让自己玩游戏、责备自己不能管理自己、没有一份好工作等。因而服务对象觉得生活没什么意义和目标，也不知道怎么与母亲沟通，听到母亲责备自己就会很烦。

社会工作者希望继续引导双方由正面的情绪体验转化为寻找未来生活中的目标，并且制订出具体的行动计划——定期开"家庭沟通会议"。

经过定期的跟进，社会工作者多次肯定了双方的正向改变，为双方持续坚持正向沟通输送"正能量"。服务对象表示和妈妈的关系得到改善。

（四）发现新的生命意义，提高自我效能感

服务对象对自己频繁的工作变化感到困扰。本次出院后，服务对象在麦当劳做服务员，但内心一直对这份工作不满意，觉得当一个普通的服务员没有意义，希望能找到一份"工资高、有面子"的工作。

社会工作者引导服务对象换位思考，让服务对象评价社会工作者的工

作成效。服务对象认为社会工作者的工作很有意义，可以帮到很多人，虽然工资不高，但很有意义。社会工作者回应，社会工作者也是如此评价服务对象的工作的，麦当劳的服务员也可以帮到其他人，也有意义，清洁工也是如此，并非所谓的"工资高、有面子"的工作才有意义。

社会工作者引导服务对象发现其在这份工作中的收获。服务对象总结，这份工作自己坚持4个月了，是这两年来做得最久的工作，保证了每个月的稳定收入；有工作每天比较充实，妈妈也较少唠叨自己；现在和麦当劳的阿姨同事相处得比之前好，有一定感情了。

社会工作者充分肯定服务对象在这份工作中的变化，并提出还有几方面是服务对象做得好的，例如服务对象坚持规律复诊、服药，为了减肥每周坚持两三次健身，主动改变和提高情绪管理能力，是社会工作者特别欣赏的地方。

五、服务评估与结案

（一）评估维度和内容

（1）服务对象的评估。结案前，社会工作者与服务对象共同回顾服务历程。服务对象表示接受服务后，病情变得较为稳定，个人情绪控制能力得到提高，和妈妈的关系有所改善。工作方面，服务对象希望未来能有一份更好的工作，但也认同目前这份稳定的工作对自己的好处很多。

（2）家属的评估。家属表示，无论是病情还是工作方面，服务对象目前的状态都比以往稳定很多，服务对象在家中与妈妈相处更为和谐，并减少了不良生活习惯，例如熬夜玩游戏。

（3）医生的评估。针对服务对象的病情，医生表示目前服务对象精神状态较为稳定，并肯定服务对象能够定期复诊、规律服药，遇到不适情况会及时就诊。

（4）社会工作者评估。结合接案初期服务对象的问题和需求，社会工作者运用寻解导向模式介入服务，在保障服务对象的生命安全及精神健康的基础上，进一步协助服务对象实现提高自我效能感、建立更积极的人际关系的目标。

（二）结案

经过接近 10 个月的服务，根据目标的评估结果，服务目标基本达成，社会工作者和服务对象共同决定结案。服务对象表示是社会工作者、家人等人的帮助，自己才有现在的改变。

社会工作者告诉服务对象，如果结案以后还面对一些其他的困难，可以找社会工作者，社会工作者愿意尽力提供帮助，且社会工作者也会在结案后 3 个月通过电话定期联系服务对象，了解其情况。

六、专业反思

（一）挖掘与引导，促成"小改变"

寻解导向模式重视挖掘服务对象的资源，寻找例外情况，引导服务对象从"小改变"做起，最终促成"滚雪球效应"。关于服务对象情绪波动问题，社会工作者从服务对象过往的例外成功经验入手，鼓励服务对象将该经验运用在工作及生活的其他方面，并促成服务对象和妈妈达成改善沟通方式的第一小步——定期开"家庭沟通会议"，进而进一步改善其人际关系。

（二）关注优势，而非盯着问题

对于精神障碍康复者来说，社会工作者如能在看到其问题和困扰之余，善于"看其有的"，会尤为可贵。寻解导向疗法强调问题和解决方案并非必然联系。本案例中，服务对象的部分问题始终存在，例如喜欢网络游戏、未能坚持早睡、未能如愿找到"工资高、有面子"的工作等，但社会工作者始终肯定其优势及正面的改变，为其增强生活信心。

（六）社会学习理论

班杜拉的社会学习理论认为，人的行为尤其是复杂的行为，不是先天获得的，而是通过后天的学习获得的，更注重在观察和模仿中学习。人们通过观察学习可以获得示范性的行为，适当地加以引导和强化，就能强化成被引导者的长期记忆，进而转化成长期的行为。社会学习理论除了强调观察学习外，还特别强调榜样和自我调节的作用，可以通过设立目标、引发动机、奖励强化行为、树立自信等来强化和调节行为。

部分精神障碍康复者因为发病次数频繁、治疗病程较长等，仍存在残留的精神病性症状，对人的认知功能、社会功能、人际交往等都有一定的下降，有的甚至脱离了社会，给个人的康复造成了负面的影响。社会学习理论通过直接向精神障碍康复者传授、讲解康复知识，引出精神障碍康复者对社区自我康复的概念和动力，再根据精神障碍康复者的差异性，介入精神障碍康复者社区康复，按精神障碍康复者的个体化需求，带领、模仿等让其进行学习和行为的训练，使精神障碍康复者自身对社区康复知识有一定感知、理解和把握，习得有利于自己社会功能恢复的行为。理论运用案例如下：

精神障碍康复者小 A 与妈妈住在一起，平时待在家里很少出门，也不会坐公交车，精神卫生社会工作者传授小 A 相关的社区康复知识，然后根据小 A 的康复意愿，通过与社会工作者一起制订《自行乘坐公交车参加常规活动的康复计划》来锻炼自己，第一阶段：社会工作者与小 A 妈妈进行沟通，由社会工作者接送小 A 乘坐公交车，同时教会小 A 乘坐公交车的方法，例如，对如何使用乘车软件、站点查看以及乘车过程中注意哪些细节进行详细讲解。第二阶段：为了巩固第一阶段学习到的乘车相关知识，活动前由社会工作者到中转站接小 A；活动后由社会工作者将小 A 送到中转公交站点，确认小 A 安全上车后离开，让小 A 到家后主动给社会工作者打电话报平安。第三阶段：小 A 自行乘坐公交车前往活动点参加常规活动。从日常生活小事入手，运用社会学习理论，让精神障碍康复者能逐步恢复部分社会功能，融入社区。

（七）个案管理模式

个案管理模式是精神专科医生、社会工作者、社区工作者、家属、精神障碍康复者等多方面合作的过程，其中包括评估接案、计划、执行、协调整合资源、督导和评价，同时通过入户探访、观察、交流了解精神障碍康复者的生活、心理、社会方面的需求，评估精神障碍康复者在认知、情绪、行为、病程、生活技巧、人际关系、工作、社区资源利用、风险等方面的情况，和精神障碍康复者共同探讨，由精神障碍康复者选择康复计划而开展个别化服务，以达到良好的社区康复效果。

社会工作者通过上门随访与精神障碍康复者建立关系后，会为精神障碍康复者建立个人档案，一人一档，根据精神障碍康复者的病情稳定程度划分等级，依据不同的等级确定随访频次。每3个月对精神障碍康复者进行一次简明精神疾病评定和日常生活能力评定，同时填写跟进报告，再次评估精神障碍康复者在认知、情绪、行为、病程、生活技巧、人际关系、工作、社区资源利用、风险等方面的情况。

评估的时候不仅评估精神障碍康复者的病情、情绪、服药情况等，也会对精神障碍康复者生活的各方面进行评估。例如，一个精神分裂的精神障碍康复者，由于发病次数较多，病程较长，在经过治疗后虽然病情稳定，但丧失了一定的社会功能，不会整理家居环境。社会工作者经过和精神障碍康复者一起探讨，制订康复目标和计划，从扫地、洗衣服等具体事项实施，逐渐学会整理家居环境，通过康复治疗评定，完成部分社会功能康复。如果精神障碍康复者没有其他需求，就可以选择结案。

（八）其他理论

除上述几个理论以外，社会工作者也会运用其他诸如家庭治疗理论、社会支持理论、动机晤谈法、任务中心模式等，在此便不一一详述。

四、家访技巧

（一）家访前的准备工作

1. 服务对象的选择

常住辖区的六大类严重精神障碍患者及其家属，是家访的服务对象。

2. 社会工作者的着装要求

要求社会工作者衣着合宜，着装得体，不要太过暴露，避免穿拖鞋、短裤等，女生尽量避免穿背心、裙子及高跟鞋。建议穿着便服而非工作服，注意精神障碍康复者隐私保护。

3. 相关材料及政策的了解

（1）了解精神障碍康复者资料。家访之前要充分了解精神障碍康复者的资料，可以登录精防系统查看资料，重点了解精神障碍康复者的家庭情况、住址、联系方式、疾病诊断、既往发病史及病情、服药情况及最新处方等。

（2）熟悉精神障碍康复者管理相关表格。对于准备开案的服务对象，社会工作者应提前熟悉精神障碍康复者管理所需相关表格，包括接受服务同意书、开案报告等，明白表格应该如何填写，同时对于家访时应该收集精神障碍康复者哪方面的资料做到心中有数。

（3）熟悉相关政策及流程。社会工作者应提前熟悉免费服药政策、监护人补贴政策以及残疾证的办理要求，知道申请相关补贴所需要的条件、资料以及相关流程，熟悉慢性病防治院免费药物清单，以便精神障碍康复者问及相关问题时能够解答。

4. 家访前相关细节确认

（1）清点随访包物品。社会工作者家访前例行检查随访包物品是否配齐，并确认随访物品是否能正常使用。

随访包物品包括：相关资料表格、名片、宣传单张、精神障碍康复者最新的处方、鞋套、手套、点药器、切药器、圆头剪刀、胶带、签字笔、笔记本、标签纸、药袋、伞、报警器、手电筒、水杯等。第一次接案时需要携带接受服务同意书以及接受药物管理同意书。

（2）打电话预约与确认家访时间。社会工作者应提前一周左右向精神障碍康复者或其家属预约家访，预约时应向其表明自己身份、说明家访目的，并确认家访时间。此外，需要向家属了解现时精神障碍康复者病情稳定情况，确定是否适合家访。为避免时间过长精神障碍康复者忘记家访的约定，社会工作者应在家访当天的早上再次打电话提醒精神障碍康复者家访的事情。

（3）提前熟悉家访路线。首先应向精神障碍康复者或者其家属确认家庭地址，提前搜索乘车路线并预估路程所需时间，首次家访前最好能够提前踩点，熟悉精神障碍康复者家周围环境，规划安全路线，如果中途迷路或找不到精神障碍康复者家，应及时联系精神障碍康复者让其接应。

（4）尽量结伴走访。社会工作者家访时应尽量结伴而行，尤其是工作不久的新社会工作者，在家访前应找好自己走访的搭档。在选择搭档时尽量能够取长补短，选择经验丰富的同工。为了安全起见，社会工作者家访前应告知值班人员自己家访的相关事宜，并填写外出探访登记表。

（5）提前做好药物余量计算。对于开展药物管理的个案，社会工作者在家访前就要将精神障碍康复者应该剩余的药物数量计算好，并在笔记本上做好记录，减少在家访时因点算药物而耗费的时间。

（二）家访中的注意事项

1. 首次家访

首先，向精神障碍康复者介绍自己以及同事的身份。其次，向精神障碍康复者表明此次家访的目的。介绍可以为其提供的服务，包括为其办理免费服药、协助其复诊、参加康复活动和规律用药，通过家访和电访为其进行心理疏导，为其家居打理、金钱管理等提供建议。注意家访时尽量不要做笔记、拍照和摄像。如果需要，一定要征得精神障碍康复者及其家属的同意。

2. 家居环境及座位安排

（1）关于家访的座位安排。家访时，社会工作者的座位应尽量靠近门口且临近精神障碍康复者的座位，便于与精神障碍康复者进行沟通。当座位不合适时，社会工作者应主动进行调整。

（2）关于家访环境。社会工作者家访时要注意观察精神障碍康复者的居家环境，尤其是首次家访时，应留意房间里有无刀具等危险器具，如有，可以让精神障碍康复者或家属收起来。环境应保持安静，适合访谈，如果电视机开着，可以建议精神障碍康复者或家属关掉。

3. 面谈技巧

（1）首访谈话注意事项。一是社会工作者要非常清楚家访的目的；二是社会工作者主动打开话题，可由关心精神障碍康复者身体这一话题开始，也可以从精神障碍康复者的话题中寻找话题；三是明白沟通原则，要耐心、专注并留意非语言信息；四是注意运用开放式的提问方式获取信息；五是要持有接纳的态度。

（2）工作用语要得体。多数精神障碍康复者及家属都比较敏感，对于"精神病患者某某""严重精神障碍患者某某"等字眼会存在抵触心理，因此社会工作者在说话时要注意用语，对于年纪较小的服务对象可以直接称呼其名字，年纪较长者可以称呼叔叔、阿姨等，也可询问他们比较接受的称呼，避免因语言不恰当而引起反感或关系疏离。

（3）放慢语速。对于精神障碍康复者，尤其是精神发育迟滞的精神障碍康复者，他们对于信息的接收和反应都比较慢，思维逻辑及语言组织能力较差，社会工作者在与其交谈时，要放慢自己的语速，给精神障碍康复者留有反应或思考的时间。倾听过程中遇到疑惑时要及时提出，可运用复述、澄清等方法，对精神障碍康复者语言中有用的信息进行提炼。

（4）目标要适中。社会工作者在家访前设置家访目标时要适量，不宜过多，避免社会工作者在沟通过程中过于分散，导致很多话题都是蜻蜓点水，泛而不精，没有做到深入挖掘。社会工作者可以将家访目的聚焦，集中到目前对精神障碍康复者最为紧要的内容上进行沟通。

（5）学会聆听服务对象的诉求。社会工作者不能只专注于表达自己想说的内容，而没有去认真聆听服务对象的声音，要从服务对象的话语中发现其诉求，进而切入话题，深入交谈。

（6）关于谈话中出现分歧。若精神障碍康复者的逻辑思维较强，固有观念刻板，社会工作者需组织更强的语句分析，提供客观的依据说服精神障碍康复者，不适宜质疑精神障碍康复者或与精神障碍康复者进行辩解等。

（7）重复话题的处理。社会工作者在与服务对象沟通过程中，应避免在同一个话题里绕来绕去，始终谈不到重点。不要一直被家属重复的话题牵着走，尤其是家属讲述的都是过往已经重复过很多次的话题和事件，或对未来的服务没有帮助的话题时，社会工作者要及时概括和总结带过，并及时打断家属没有建设性的谈话。

（8）给精神障碍康复者预留考虑时间。当社会工作者与精神障碍康复者沟通后，需要精神障碍康复者进行抉择时，不要急于让其当时就给出结果，而是要留给精神障碍康复者适当的思考时间，此时社会工作者可选择离开现场，给予精神障碍康复者一个毫无压力的思考空间。

（9）发挥家属的作用。家属在康复工作中是极其重要的影响人物，社会工作者应该加强与家属的沟通互动，并将发挥积极促进作用的家属（重要第三方）作为重点联系人，努力将家属拉到与社会工作者同一战线，共同促进服务对象康复。

（10）避免完全站在家属一边。社会工作者很容易受精神障碍康复者家属的影响，带着家属的价值观盲目去做。社会工作者要避免成为精神障碍康复者父母的"工具"，帮助精神障碍康复者父母去"塑造"他们心中满意的精神障碍康复者，而应有个人的客观判断，显示出专业性。

（11）话题聚焦。在与精神障碍康复者面谈时，社会工作者要先拎清楚与精神障碍康复者谈话的主题，针对具体问题展开谈话，在谈话时要深入，尽量询问问题背后的原因。在此问题上，社会工作者要保持警惕，避免被精神障碍康复者带离话题；同时要注意，在谈话时一个话题接着一个话题聊，保持话题的连续性。

（12）对精神障碍康复者进行正向鼓励。在与精神障碍康复者的接触中，要学会运用优势视角的理念，发现精神障碍康复者的优点，及时肯定精神障碍康复者的行为，增强精神障碍康复者改变的动力，提高精神障碍康复者的积极性，使其更好地与社会工作者交流。

（13）尊重精神障碍康复者的意愿。在做任何与精神障碍康复者有关的事情时，首先要学会尊重精神障碍康复者的意愿。可以先询问精神障碍康复者关于此事的看法，如果其不愿意，可以询问背后的原因，并帮助精神障碍康复者分析利弊，协助其作出恰当的决定。

（14）适时调整谈话对象。社会工作者可根据精神障碍康复者的病情稳定情况调整谈话对象，若精神障碍康复者病情稳定，可主要跟精神障碍康复者本人聊天；若精神障碍康复者病情不稳定，可多从精神障碍康复者家属处了解所需信息。

（15）社会工作者应该自信。社会工作者应该在与精神障碍康复者沟通中表现出自信的状态，这会带给精神障碍康复者安定和专业的感觉。

（16）勇于承认失误。在工作中，因自己的失误对患者或家属造成影响时，社会工作者要勇于承认错误并真诚道歉，向家属解释事情的始末，获得家属的谅解。

4. 药物管理及复诊安排

（1）关于点药技巧。社会工作者点算药物时要戴上合适的手套，避免直接用手接触药物；点算药物时要分"堆"点算，便于较快核对药物数量。注意，不要把药物全部点进药槽，避免当有人打断社会工作者思路时出现错误。

（2）关于药量。部分精神障碍康复者需要服用 1/3 或 1/4 片的药量，因为将药物进行切割不易操作，这会给很多服药依从性差的精神障碍康复者带来挑战，不利于精神障碍康复者规律服药。社会工作者可陪同服务对象复诊，向医生说明情况，征求专科医生意见，让其评估是否可以进行药量调整，最终应以专科医生意见为准。

（3）关于药物掉落。点药期间药物掉落的情况需要避免，可以在空间较大的地方（桌子）点药，掉落到桌面上的药物可以询问精神障碍康复者是否可捡回，掉落到地面上若影响精神障碍康复者服药可安排提前复诊拿药。

（4）关于药物存放。有些精神科药物（如丙戊酸钠缓释片）容易受潮，需要放置在干燥的地方。若家里有小孩，建议放置在较安全、小孩不易接触到的地方。不建议家里囤放太多药物，既不易于保存也不易于精神障碍康复者养成较好的复诊与服药习惯，且容易放过期。若家里放置太多药，社会工作者可以帮其进行药物整理，首先查看药物是否过保质期，其次询问是否可以帮其进行多余药物管理，征得同意后可以留够精神障碍康复者日常服用的药物，其他药物可带走。

（5）关于提早复诊。提早复诊的条件一般是病情不稳定、出现波动。部分重症精神病人规律服药也会有一些长期的残余病症，如未出现一些异常行为无须提前复诊，社会工作者应鼓励精神障碍康复者去克服一些轻微的不适。精神障碍康复者如有不适情况时，社会工作者应积极参与其中，及时协助其做好评估与处理。

（6）探索精神障碍康复者不服药背后的原因。在为精神障碍康复者点药时，当精神障碍康复者的实际服药天数与应服药天数相差较大的时候，社会工作者要询问精神障碍康复者不规律服药的原因，并追究其深层次的原因，是药物副作用还是担心肥胖等，避免精神障碍康复者对此问题敷衍了事。此外，在遇到精神障碍康复者不愿意做某些事情时，注意询问精神障碍康复者不愿意背后的原因，这样就会更加了解精神障碍康复者的想法。

（7）回顾住院过程。对于刚刚出院的精神障碍康复者，社会工作者可以引导精神障碍康复者及其家属回顾住院前后的经历，包括为什么会住院、住院的感受、为了避免再次住院应怎样做等，从而加深精神障碍康复者的认知，加强其病识感，强调服药的重要性。

5. 家访小结

家访结束前，要与精神障碍康复者一起做简单的家访小结，把当天家访的重要内容以及需要精神障碍康复者去完成的小任务等都与精神障碍康复者进行梳理，最好让精神障碍康复者自己复述出来，这样不仅可以给精神障碍康复者做强化记忆，而且可以给本次家访留一个"小尾巴"，有利于社会工作者下次预约家访并针对"小尾巴"跟进具体内容。

6. 隐私保护

上门随访精神障碍康复者的时候应注意对精神障碍康复者个人隐私的保护，避免对他人提及精神障碍康复者的姓名、家属及楼层等，以免引起他人对精神障碍康复者的注意，而对精神障碍康复者的正常生活造成影响。

（三）家访后的跟进工作

1. 汇报家访结束

社会工作者家访结束后，应第一时间联系团队值班人员告知家访结束。

2. 团队分享

社会工作者家访结束后，可及时在团队内进行家访分享，反思家访过程中的好与坏，并对有疑问的地方寻求团队内其他同工的建议，总结家访经验。注意，家访后的分享不要随意在路上进行，而是要在一个安静的环境下进行，以便很好地分享和理解接受意见，保护隐私。

3. 跟进家访事宜

社会工作者应将此次家访中需要跟进的事项写在笔记本上，并尽早安排时间跟进相关事项。

4. 关于精神障碍康复者改药或有药物副作用

家访结束后，社会工作者应尽快与专科医生沟通精神障碍康复者需要改药或有药物副作用的情况，必要时通知精神障碍康复者提前复诊。

（四） 注意事项

1. 如何提高精神障碍康复者的服药依从性

（1）从病史中反思经验。从病史入手，协助精神障碍康复者回顾过往发病、就诊情况等事实，以增加其病识感，且让其意识到住院、服药对控制病情是有效的，而停药则会加大复发概率。

（2）了解其不服药的"障碍"因素。要探究精神障碍康复者拒绝服药的原因，例如精神障碍康复者担心副作用，则鼓励其通过复诊调整药物、调整生活方式等缓解。

（3）充分发挥家属的积极作用。向家属说明服药的重要性，让家人做好精神障碍康复者服药的督促工作。

（4）调整心态，随机应变。如果努力后仍没办法达成改变，则社会工作者需调整心态，先从其他方面提供服务，并耐心等待下次合适的介入契机。

2. 家访时遇到精神障碍康复者病发如何处理

（1）确保安全。首先保证自身及现场人员安全。如精神障碍康复者处于激动和情绪爆发状态，应避免继续刺激精神障碍康复者，现场人员可先离开精神障碍康复者家。

（2）按流程规范跟进。精神障碍康复者严重发病，有伤人、伤己甚至自杀行为时，应按照高风险处置流程处理，立即联动社区关爱帮扶小组进一步跟进，并通报上级。

（3）提高应急处置能力。团队应提前制定应急处置流程制度，组织成员参加相关培训学习。

3. 精神障碍康复者及家属称想怀孕生子要如何回应

（1）复诊咨询。建议精神障碍康复者及家属先和专科医生沟通，考虑病情状况是否稳定再决定是否怀孕。

（2）利弊分析。告知有遗传风险，让家庭自主决定是否怀孕。协助分析生小孩后会面临照顾等压力，过大的压力会提高病情复发可能性。

4. 遇到被精神障碍康复者或其家属骚扰怎么处理

（1）信息保护。注意保护社会工作者的个人信息，随访时尽量用工作电话，不要向精神障碍康复者及家属透露居家位置等。

（2）评估辨别。辨别精神障碍康复者及家属的行为是否真的为骚扰性质，评估他们是否存在其他迫切的需求，协助他们寻求其他解决途径。

（3）"先礼后兵"。若骚扰属实，向精神障碍康复者及家属说清楚他们对社会工作者造成的困扰，告知如其不停止骚扰，必要时社会工作者会报警处理。

5. 精神障碍康复者病发，但精神障碍康复者及家属不愿意住院，该如何处理

（1）按流程规范跟进。精神障碍康复者有自伤、自杀或持械伤人等高风险行为时，应按照高风险处置流程处理，立即联动社区关爱帮扶小组进一步跟进。

（2）利弊分析。精神障碍康复者暂无伤人或自伤行为，且家属不愿意送院治疗时，可向家属说明利弊，明确其所需承担的风险和责任。

（3）持续跟进。做好工作记录，并及时向上级汇报。工作中持续紧密跟进，做好应急准备。

6. 精神障碍康复者找社会工作者借钱怎么办

（1）阐明职责。正常情况下社会工作者和精神障碍康复者不能有金钱上的往来。遇到精神障碍康复者向社会工作者借钱时，应向其说明社会工作者的工作职责和要求，要学会拒绝。

（2）灵活应对。遇到特殊情况可以酌情处理，例如社会工作者陪同复诊的过程中出现精神障碍康复者带钱不够的情况，可先借用，但借钱给精神障碍康复者时要约定好还钱的日期，必要时可写欠条，注意金额要在承受范围之内。

7. 精神障碍康复者对社会工作者提"性"的话题，应如何回应

（1）心态调整。社会工作者作为专业人士，应在工作中以非批判的态度应对精神障碍康复者的问题和情绪。若社会工作者自己都觉得羞于启齿，就不能更好地为精神障碍康复者提供服务。

（2）丰富知识。知识层面，社会工作者应学习相关知识、技巧，便于和精神障碍康复者更好沟通，提供有效的帮助。若精神障碍康复者询问较突然，社会工作者尚无法回应，可如实告知精神障碍康复者自己还未做好相关准备，改期再和其探讨此话题。

（3）如果发现精神障碍康复者是借此话题骚扰社会工作者，应明确告知其行为给社会工作者带来不适，并警告如其继续这样社会工作者会报警处理。

8. 精神障碍康复者出现危机时，社会工作者如何处理

（1）危险度评估。精神障碍康复者出现危机时，社会工作者应快速作出危险度评估，根据不同危险程度来选择下一步跟进计划。如评估精神障碍康复者危险程度较低，能和社会工作者继续保持沟通，且家属在场，则社会工作者要协助家属舒缓精神障碍康复者的情绪，与精神障碍康复者建立良好关系；待精神障碍康复者情绪稳定后，尝试进一步沟通，找出问题症结，进而探索出路，制订进一步的行动计划，例如是否及时复诊等。

（2）按流程规范跟进。若精神障碍康复者出现持械打砸等危险行为难以制止时，社会工作者应按照高风险处置流程处理，立即联动社区关爱帮扶小组进一步跟进；移走易触动精神障碍康复者情绪的人或物件；通知精神障碍康复者家属或近亲赶往现场协助送精神障碍康复者住院；最后社会工作者可陪同送院治疗，协助办理相关手续，与精神障碍康复者及家属建立良好的关系，便于后续的跟进服务。

9. 如何评估精神障碍康复者是否有自杀的迹象

（1）自杀危机出现的信号。自杀危机出现的信号包括表示曾伤害自己或者自杀、说话时常提及自杀的途径、谈及或写下有关死亡或自杀的内容、无助无望、不理性行为、滥用酒精或药物、疏远朋友或家人、易动怒及激动、失眠或嗜睡、情绪巨变、交托后事等。

（2）正确评估自杀风险。沟通评估的三个提问：一是直接询问精神障碍康复者是否有自杀的念头；二是若有自杀念头，那是否有自杀计划（以此了解想死的决心有多大）；三是询问具体行动，如是否已准备自杀工具，同时鼓励精神障碍康复者道出他的感受。

10. 服务过程中精神障碍康复者主动提出要结案，社会工作者应如何处理

针对服务过程中精神障碍康复者主动提出结案，社会工作者首先要了解精神障碍康复者希望结案的原因，再作进一步处理。

若精神障碍康复者认为问题已经解决，则可以选择与精神障碍康复者一起回顾整个服务过程，进入结案流程。

若精神障碍康复者认为社会工作者的服务没有作用或者自己不想改变等，则需要进一步获取更多信息：一是社会工作者需要反思，接案时对精神障碍康复者评估是否到位，精神障碍康复者是否确实需要自己的服务；二是社会工作者在此期间做了多少工作去建立、改变与精神障碍康复者之间的关系，社会工作者的服务是否到位；三是当精神障碍康复者提出不需要个案服务且提出结案时，社会工作者可"反客为主"，主动与精神障碍康复者沟通，让精神障碍康复者同意给社会工作者一段时间，对其现况多做一些了解和评估，以确定其确实能很好地自我管理，不需要个案服务，则可以选择结案。如后续了解到精神障碍康复者仍有改变意愿，仍需要服务，则继续提供服务。

11. 精神障碍康复者或家属拒绝家访时如何处理

精神障碍康复者或家属提出拒绝家访时，社会工作者要探究拒绝背后的原因是什么，主动与其沟通是否有什么顾虑，然后再寻找其他解决方案，比如是否可以在住家以外的其他场所（社康、社区工作站）见面。

12. 精神障碍康复者的家属质疑社会工作者的服务能力时如何处理

（1）表明精神卫生社会工作者的专业性。告知家属社会工作者能够为精神障碍康复者带来的服务有哪些，并说明精神卫生社会工作者进行过精神疾病相关知识的培训与学习，有相关的工作经验，请其放心。

（2）告知家属，和精神障碍康复者沟通、协助复诊、制订康复计划等事情家属确实可以做，但是精神卫生社会工作者会更专业；精神障碍康复者有些不愿意和家属说的话，却愿意和精神卫生社会工作者分享；精神障碍康复者如有发病迹象，精神卫生社会工作者也能协助及时发现和观察出来。

13. 是否一定要精神障碍康复者戒烟

部分精神障碍康复者因常年患病，生活没有寄托，有吸烟的行为，如果此行为对精神障碍康复者的生活与生命没有造成困扰，且精神障碍康复者也没有戒烟的动机，社会工作者没有必要将自己的价值观强加到精神障碍康复者身上，强制要求精神障碍康复者戒烟，可优先跟进精神障碍康复者希望改变的目标。

14. 精神障碍康复者或家属询问社会工作者是否需要长期服药时，社会工作者应如何回应

回应精神障碍康复者要不要长期服药的问题时，要有底气，不要委婉。可告知精神障碍康复者，严重精神疾病是一种慢性疾病，长期服药的情况很普遍，如哮喘、高血压、糖尿病等慢性病也需要长期服药，借此消除精神障碍康复者对服药的负面心理。此外，可协助精神障碍康复者去复诊，并咨询专科医生此问题，让精神障碍康复者得到更进一步的答复。

15. 结案相关事宜

（1）关于探讨是否结案。谈论精神障碍康复者是否结案问题时，建议

家属也要在场。如讨论结果是精神障碍康复者继续接受服务，家属参与在场也能增加家属对工作的支持，让家属更了解精神障碍康复者的情况。如决定终止服务，社会工作者也需向家属交代清楚，以免日后出现不必要的误会。与精神障碍康复者及其家属谈论结案时应开门见山，过于委婉不利于面谈目的的达成。

（2）澄清结案的相关问题。对于结案的情况以及结案后的服务要清晰地向服务对象及家属说清楚。当服务对象或家属对于结案有疑问的时候，要清楚地告诉服务对象及家属具体的情况，安抚好其情绪，做好后续服务的跟进。可以准备一些介绍社区其他服务的资料或指引给服务对象及家属。

第五章

精神卫生服务小组工作

一、精神卫生服务小组工作

精神卫生服务小组工作是指以精神障碍康复者为服务对象，在小组工作者的带领下，借助小组的力量，促进精神障碍康复者相互分享、支持、教育、治疗、成长等，来提升他们的社会功能，为其社区康复提供帮助。

二、小组类型

小组工作的种类比较多，如教育小组、成长小组、治疗小组、支持小组、社会化小组、任务小组等。在精神康复服务中，比较重要的小组类型如下。

（一）教育小组

教育小组是通过小组的方式来帮助组员学习与自己的生活、工作相关的新的知识与技能。大多精神障碍康复者及其家属在接触精神疾病之前，对于精神疾病知识处于一种未知状态，有些患病多年仍然对精神疾病知识一知半解，甚至有部分家属对于精神疾病和药物治疗有一定的错误认知，因此，教育小组的开展是非常有必要的。在日常的精神康复服务中，社会工作者会开展精神疾病知识普及、药物管理等相关教育小组，这对于精神障碍康复者及其家属正确看待精神疾病、规律服药、积极治疗具有重要作用。

（二）支持小组

支持小组是一些具有相同经历或面临相同问题的组员通过小组分享的方式，使小组员了解他人的遭遇，逐步产生相似感，进而发展出组员间的一致性，培养同舟共济的感受，彼此间相互支持。精神障碍康复者由于疾病的折磨、长期服药、外界的歧视，情感比较脆弱，精神障碍康复者支持小组的成立，可以让具有相同感受和经历的一群人一起分享自己的心路历程、自己在康复路上所做的努力与坚持，通过过来人的经验给予刚刚患病的组员以帮助，同时可以相互支持鼓励。照顾者支持小组的成立，可以给处于长期照顾精神障碍康复者状态下的家属提供一个压力释放、情感宣泄的场所，在这个支持小组里，组员都是精神障碍康复者的照顾者，他们更能够理解彼此的感受以及在此期间的付出，更愿意表达自己的想法，更能够给予情感的支持。

（三）兴趣小组

兴趣小组是通过小组的形式培养组员的兴趣爱好。很多精神障碍康复者患病以后就不再工作，而是进行居家康复，长此以往，会出现社会退缩问题。兴趣小组的开展可以为他们提供一个契机，使他们走出家门走进社区，培养兴趣爱好，让自己的生活充实起来，减少胡思乱想的时间，感受当下。需要注意的是，很多精神障碍康复者因为长期服用精神科药物，会出现手抖、流口水等情况，因此在选择兴趣小组类型的时候，对于要求较高的手工活动要避免，美食兴趣小组、拍照兴趣小组、丝网花兴趣小组都是可以选择的。

（四）治疗小组

治疗小组可以通过小组的力量帮助精神障碍康复者改变关于认知、情绪、行为等方面的问题，也可以协助他们处理遇到的生理、心理、重大创伤等问题。大多精神障碍康复者及其家属在精神疾病相关知识方面（如服药、治疗）存在一些认知偏差，同时由于长期生病使其生理心理压力较大，情绪容易失控，受精神症状（如幻觉、猜忌）的影响行为存在异常等，这些都可以通过治疗小组为其提供帮助。

三、小组过程

在小组开展前期需要进行小组筹备，为什么要建立小组、建立怎样的小组、选择什么样的组员、小组如何开展等，这些都是需要考虑的。

（一）人员招募

1. 招募方法

招募时可以采取线上线下相结合的方式双管齐下。线下可以借助传统的海报、折页等纸质媒介进行宣传，宣传地点的选择要根据招募对象的活动区域而定，如招募对象为精神障碍康复者，可以选择辖区社康、发药点社康、专科门诊等地进行宣传。线上可借助"区级—街道—社区"三级网络，亦可从卫生、民政系统借助精神卫生社会工作者、精防医生来扩大宣传力量，利用网络信息（QQ 微信群、朋友圈、视频号等）拓展宣传渠道。

在日常的工作中，也要注意建立自己的精神障碍康复者资源库。每次家访、随访、活动等工作开展后，要有意识地对精神障碍康复者的信息进行收集整理，登记进入精神障碍康复者资源库，之后不断更新、扩充资源库，并定期进行人员信息关系维护，为以后工作中的人员招募等工作提供支持。

2. 组员的筛选

由于精神疾病的特殊性，对于组员是精神障碍康复者的小组，在组员的筛选中有个重要的环节，就是需要进行风险评估。精神康复小组活动的风险评估，包括精神障碍康复者病情、身体素质、个人能力、时间作息、兴趣爱好等方面。

（1）病情评估。社会工作者可以通过接触精神障碍康复者、访问家属以及听取精神科医生的建议等多方面来评估他们的病情。对于病情波动较大、不稳定、刚出院、长期未服药的精神障碍康复者，最重要的是进行疾病治疗、稳定病情，不适合进入小组。此外，还需要了解每一位组员的情况，不同精神障碍康复者的病症不尽相同，有幻听、自言自语、关系妄想、走来走去等，社会工作者需要清楚每一位精神障碍康复者的症状，以便更好地开展工作。

（2）身体素质评估。通过对精神障碍康复者及其家属进行访谈，了解精神障碍康复者的身体健康状况，以及是否有传染性疾病、心脏病等，根据收集到的信息对报名人员进行筛选，判断是否符合进组条件。

（3）个人能力。一些精神障碍康复者因为长期患病，社会功能存在退缩情况，或受病症以及药物副作用的影响，会出现坐立不安、手抖、嗜睡等情况，对于需要长时间坐立、高度集中精力、精细手工类的活动需要考虑精神障碍康复者能力是否与小组内容匹配。

（4）时间作息。对于精神障碍康复者，睡眠是一个需要关注的重要指标，它能够反映出精神障碍康复者的一些病情状况，因此需要了解精神障碍康复者的作息及睡眠时间与质量。对于睡眠时间较短、整夜失眠又精力充沛、过度亢奋的精神障碍康复者，需要注意是否处于病发期，是否能够负荷小组工作的强度。

（二）需求评估

之所以要开展小组工作，是因为现实生活中服务对象有相应的需求，因此需求是小组工作开展的前提。在开展小组工作前，首先需要完成的工作是进行需求评估。在精神康复服务的过程中，社会工作者会经常进行电访与家访工作，在长期的家访工作中，通过走进精神障碍康复者熟悉的环境里，去深入了解、剖析他们的生活，发现他们的真实需求，进而确定小组工作的目标。

确定目标的时候需要注意：首先，对目标进行排序，哪些目标对精神障碍康复者来说是最重要、最急需解决、最有可能达成的；其次，目标的制定要合理、有渐进性，前期目标要相对容易，精神障碍康复者通过努力是可以实现的，中期目标和后期目标再去适当加大难度；最后，目标要根据实际情况进行调整，在小组过程中，如果目标制定不合理，不适合当时组员的能力或其他现实情况，则需要进行适时的调整，不能将目标僵化。

（三）方案设计

小组计划书的撰写对于后续小组工作的正常有序开展具有重要意义。一个完整的小组计划书主要包括理念的阐述、目标、小组组员、小组特征、明确的目的、初拟的程序计划和日程、招募计划、需要的资源、预料中的问题和应变计划、预算、评估方法11个方面。

小组计划书的设计需要结合精神障碍康复者的特点。受病症的影响，精神障碍康复者很难长时间集中精力，因此在设计每节活动时长的时候要注意时间不宜过长；因精神障碍康复者病情容易波动，出于安全考虑，建议在活动的程序设计中加入病情评估环节，每次开始活动前要对精神障碍康复者当天的病情状况进行评估，病情稳定则可以参加活动，若病情出现波动不适合参加活动则建议家属带精神障碍康复者复诊就医；因为长期服用精神科药物，精神障碍康复者的思维、动作反应相对较慢，所以活动中的游戏设置应尽量简单易懂易操作；提前做好应急预案，收集社区关爱帮扶小组成员的联系方式，并制成联系簿附在上面，以便遇到危机事件时使用。

（四）实施过程

小组筹备、招募、需求评估等工作完成之后，就要开启小组。一般的小组过程主要分为小组初期、中期、后期三个阶段，因每个阶段的特点、目标等有所不同，所以注意事项也不一样。

1. 小组初期

（1）小组第一次聚会。

入组后的第一次见面，组员间彼此都是陌生的，因此这一时期的首要任务是让组员之间相互认识、熟悉。组员这一时期的心情是矛盾的，充满了两极情感，既兴奋又焦虑，想要去了解认识新的朋友，又害怕未知，相互试探，因此会比较依赖社会工作者，社会工作者此时处于中心位置，需要统筹把控局势和方向。

社会工作者在此阶段扮演着统筹协调的角色，要提前了解组员的背景资料，尤其是病情情况。对于焦虑的精神障碍康复者，他们容易说话较多，时间把控能力较差，社会工作者需要适时打断讲话；对于心情抑郁不太爱讲话的精神障碍康复者，社会工作者要给予关注，积极引导他们发言，鼓励他们大胆地表达；对于动作迟缓、语言表达欠佳的精神障碍康复者，社会工作者要耐心、仔细地聆听，帮助精神障碍康复者梳理思路、澄清表达。

（2）小组规范。

小组组员经过第一次聚会彼此间相互熟识，有了初步的了解，并通过之后几次活动组员间的互动日益密切，在互动的过程中也会出现摩擦和问题，此时小组规范的形成与制定就显得尤为必要。小组规范的制定需要组员相互沟通协商完成，一旦制定，组员就要遵守，如若出现违反规范的行为，就要按照规范执行，但要注意方式，不能强制命令。小组规范可以随着环境的变化而有所改变，需要小组组员自行商量修改。

日常的精神障碍康复者小组工作经验中，经常出现的小组规范如下：家属可以陪同，但只能作为旁观者，不能干涉小组组员，在未征得许可的情况下，不能帮助甚至是代替精神障碍康复者完成一些事情；小组组员提问的时候，要举手并征得社会工作者的同意，同一个问题最多只能询问3遍，做到后可以获得小红花奖励；上课过程中要专注，未经许可不能随意离开座位到处走动；如若身体出现不适，要及时向社会工作者反馈，病情不适合参加活动的要按要求暂时退出。

在与精神障碍康复者及家属的接触中发现，部分精神障碍康复者家属为"吞噬型"家属，习惯为精神障碍康复者代办一切，不愿意放手，害怕他们受伤害，因此将他们保护在自己创造的安全环境里。在一次丝网花兴趣小组活动过程中，精神障碍康复者在社会工作者的带领下进行丝网花手工制作，"哎，顺序错了，应该先弄这边的叶子""不对不对，这个花蕊放的位置不对，不好看""你看这边的花瓣都被你剪破了个洞"等指责的声音一直充斥着整个课堂，一位妈妈在不停地"指导"儿子进行丝网花制作，这种行为不仅影响了她儿子，同时也影响了其他小组成员，阻碍了整个课程的顺利进行。当时辅助的社会工作者将该组员妈妈领到了一个单独的房间，跟她进行了谈话，了解到她是担心儿子不会做而想要从旁帮助儿子，因为儿子自患病以来就没做过家务，很多事情都是她帮忙做的，此次参加手工活动她很不放心。社会工作者对于她爱孩子的心情表示理解，但告诉她还是要学会放手，只有这样她儿子才能够有空间去成长，此次丝网花兴趣小组开展的目的更重要的是给他们提供一个平台，让他们能够走出家门走进社区，与家人以外的人进行接触，增加社交，提升沟通能力，这些意义大于丝网花做得是否完美。精神障碍康复者妈妈同意社会工作者的说法，并接受了社会工作者的建议，不再干预儿子的行为。

2. 小组中期

进入小组中期，意味着小组也到了重整与归纳的阶段，组员会关心自己被接纳的情况，随着组员之间及组员与社会工作者之间的沟通互动增强，大家的价值观、权利位置等方面发生了冲突和矛盾①。处理好组内的冲突和矛盾，更有利于小组后续发展。在此阶段，社会工作者扮演缓冲的角色。在精神康复的小组活动中，由于患者的药物副作用、病症、组员自身能力、家属等影响，会产生有攻击性的组员、沉默的组员、话多的组员等。与其他小组不同的是，在参加活动的过程中，有攻击性的组员多因病情不稳定容易产生攻击性行为，例如不耐烦的神情、不友善的态度，甚至有直接攻击人的行为。沉默的组员是活动中的大多数，因为污名化的影响，许多组员会产生自卑、被动、退缩等情绪，在小组活动中略显沉默。话多的组员是与沉默的组员相对而言的，此类组员会非常热情参与小组活动，但在活动过程中喜欢询问活动以外的事情，影响小组进程。

以上三种特殊的组员容易在小组活动中期产生以下冲突。

①组内冲突。在一般的小组工作过程中，小组冲突的形式有三种：个人内在心理冲突、组员之间的冲突、组员与社会工作者之间的冲突。在精神康复小组工作中，小组冲突主要有三种表现：一是组员异常行为。精神障碍康复者因生理情况（如药物不良反应、自身病症）做出异常行为，例如患有强迫症的精神障碍康复者反复提问社会工作者同样的问题，影响社会工作者活动带领，进而影响小组进程。二是家属干预。家属总担心精神障碍康复者在活动中被歧视、异常行为影响他人、不适当地表达个人情绪等，因为不放心，总会陪伴在其左右，甚至帮精神障碍康复者完成小组任务。家属干预与小组工作的冲突，影响精神障碍康复者的参与度。三是组员之间的人际冲突。精神障碍康复者的社会支持系统比常人弱，身边朋友也比较少，在人际交往方面的技能比较少。小组活动提供了一个人际交往

---

① 刘梦. 小组工作［M］. 北京：高等教育出版社，2013.

的机会和平台，但组员之间由于沟通方式不当、交友界限不清或情感关系处理不当，容易产生人际冲突。例如，当遇到一个心仪的同龄人时，部分精神障碍康复者会直接表达内心的喜欢，但遭到对方的拒绝后容易产生人际交往冲突。

②组员与社会工作者的冲突：组员对社会工作者的角色不满，对社会工作者提出质疑导致的冲突。在精神康复小组工作中，常常出现组员对抗社会工作者的情况，部分精神障碍康复者因自身能力不足无法完成小组任务，产生抵触情绪，抵触社会工作者布置的小组任务，甚至抵触社会工作者。例如，有精神障碍康复者觉得小组内容太无聊，小组任务都很简单，没什么挑战，进而抵触小组活动，不愿意参加完整个小组活动，中途退出。

面对以上冲突，建议采取以下解决方式。

（1）面对组员异常行为影响小组进程情况，首先，要做好活动前的情况评估，评估组员服药、情绪、睡眠等，多方面了解组员目前的精神状态；此外，做好小组约定，制定规则。其次，当组员已经影响到小组进程时，由其他社会工作者将组员带离现场并进行精神状态评估，及时联系家属，协助就诊或住院事宜。最后，在继续进行小组活动时，不弱化冲突，适当处理其他组员情绪。

（2）面对家属干预情况，了解家属的担忧，做好家属工作，说明小组活动内容和难易程度。在第一节小组活动时家属可以在旁边观看，但不能协助。与家属和组员建立信任关系后，鼓励精神障碍康复者独立参与小组活动，完成小组任务。

（3）面对组员之间的人际冲突，需要对组员进行人际交往方面的训练，引导组员用正确方式表达情感，正确理解他人的选择。

（4）面对组员与社会工作者的冲突，首先在组员入组评估时，先评估组员能力，能力较差的组员不予以参与活动，或配备其他社会工作者协助活动带领；能力较强的组员可适当安排小组协助的角色，协助小组开展。当组员抵触情绪强烈时，对其进行情绪安抚或允许其退出小组。

当小组的冲突顺利解决后，小组步入成熟期，组员之间的沟通互动模式进入比较稳定的状态，与社会工作者之间的关系也更加和谐融洽。小组概念更深入，且小组能够完成目标。进入成熟期，精神障碍康复者对小组规则、小组组员了解更加深入，组员之间更配合，对小组任务的执行力较前期有所增强。在此期间，社会工作者主要是做好小组引导和支持，引导组员合作完成小组任务，给予更多的鼓励和支持。

3. 小组后期

小组后期是指小组和组员达到预期目标，准备结束小组的一个动态过程，同时还应包括小组结束后相关的跟进工作安排①。在此阶段，社会工作者是陪伴者或支持者的角色。在小组后期，组员容易产生消极情绪，社会工作者不仅需要处理组员的消极情绪，同时需要协助组员将小组内学习到的经验保持下去，融入生活中。

（1）消极情绪。一般在小组后期，组员主要产生担忧、失落、否认、逃避、行为倒退、对外面世界的担心等消极情绪②。在精神康复服务中，组员之间的离别情绪不是很重，因为后期还有很多其他活动大家会参与，会再次见面。比较常见的情绪主要是担忧和行为倒退。精神障碍康复者担忧自己在小组所学的内容在脱离了小组后没有机会运用或提升。例如，摄影兴趣小组中，精神障碍康复者担忧自己以后没机会使用拍照技能，也没人可以一起分享。行为倒退与担忧相关联，部分精神障碍康复者因为过分担忧小组结束后不再使用此项技能，出现不愿意执行小组任务、拒绝完成小组工作的情况。

（2）巩固新经验。在小组后期，还有一个很重要的任务是，保持精神障碍康复者在小组内学习到的经验，并将这种经验融入生活中。例如，开展一些生活技能训练小组，希望组员将学习到的床铺整理、居家清洁、美食制作等技能保持到小组结束，同时能在日常生活中运用起来。推动精神障碍康复者保持组内学习到的经验，并延续到生活中，有利于保持精神障碍康复者的社会功能，对其精神康复有重要意义。

---

① 刘梦. 小组工作［M］. 北京：高等教育出版社，2013.
② 同①.

（3）帮助组员顺利度过小组后期的建议。进入小组后期，主要的目标和任务是巩固组员正面的、积极的情绪体验，尽力消除组员负面的、消极的情绪体验，巩固小组工作的成果。面对组员的消极情绪，社会工作者要引导组员做好小组结束的准备，例如，与组员讨论小组过程中愉快的经验，社会工作者适当自我表露自身情绪，共情组员情绪。小组结束要有适当的仪式感，例如，通过欢送会、表彰等形式，让小组成员在轻松融洽的氛围中结束小组活动。另外，要为经验保持做准备，引导组员将组内学习的经验延续到生活中，链接平台资源，让组员所学内容能继续使用。例如，链接义工服务，提供组员能继续发挥拍照技能的机会。

（五）效果评估

小组评估指评估小组的干预过程，或在小组过程中进行资料收集，监测干预过程是否有效，是否能够满足服务对象的需要，是否对组员有消极影响；干预过程中，哪些因素导致了预期的变化，哪些因素导致了意想不到的变化；干预过程中投入与产出之间的比例是否合理[①]。在精神康复小组工作过程中，主要采取过程评估和结果评估的方式。

1. 过程评估

过程评估又叫形成性评估，指的是对小组的整个过程的评估。评估内容包括：组员的表现、社会工作者的表现和技巧评估等。在过程评估中发现组员变化情况和社会工作者的工作技巧，以及哪些因素导致组员的积极变化，哪些因素导致组员负面的变化等。这些都有利于社会工作者总结经验，提高服务水平和质量，创新工作模式[②]。例如，在沟通小组中，根据精神障碍康复者每节小组的发言次数评估精神障碍康复者的表现；了解某节小组活动中精神障碍康复者发言次数增加的因素、社会工作者的工作技巧等，为后面的小组活动提供经验。

2. 结果评估

在小组结束时通常会进行结果评估，通过收集组员对小组内容、工作

---

① 刘梦. 小组工作 ［M］. 北京：高等教育出版社，2013.
② 同①.

方法、社会工作者表现等方面的评价，监测小组是否完成预定目标。结果评估中比较常用的方法是前后测，前测即在组员进入小组前对组员某一能力或行为进行测量，记录资料作为后续小组对照资料；后测是指小组结束后，用前测的测量标准进行再次测量，然后比较前后测数据，显示组员变化。

例如，在开展精神障碍康复者生活技能小组时，会采用日常生活能力量表（ADL），对精神障碍康复者参加小组活动前和小组活动结束时进行测量，发现小组成员在生活技能方面的变化。

3. 评估资料收集、分析与报告

在开展小组评估时，确定了小组测量要素，可采用问卷、访谈资料、分析报告、观察资料、任务完成量、目标达成量或心理测量表进行资料收集，也可以有社会工作者自身的观察和感受，或者是精神障碍康复者自身的观察和感受[1]。根据收集的资料进行分析，总结目标达成情况、社会工作者使用的工作方法、组员改变、成功经验和需改进的地方等。根据资料分析结果，回顾相关文献或服务资料，提炼总结小组服务经验，撰写评估报告。

四、精神卫生小组工作服务案例

优势视角下提升精神障碍康复者人际交往技能的路径探索
——以精神障碍康复者时光印象拍照小组为例

一、小组基本情况

（1）小组名称：时光印象拍照小组。

（2）活动对象：LG区精神障碍康复者。

（3）参与人数：10人。

（4）社会工作者姓名：陈文丽、李彤彤、罗锐。

---

① 刘梦. 小组工作［M］. 北京：高等教育出版社，2013.

二、小组目标

通过手机拍照及作品展示的方式开展小组活动，发现和记录生活的美，丰富精神障碍康复者的业余生活，锻炼其动手能力，提升人际交往技能。

三、理论与方法

1982 年，堪萨斯大学社会工作福利学院教授查尔斯与其博士生的一项针对慢性精神病人的干预方案促使优势视角的明确提出。此后，该学院教授丹尼斯又对优势视角作了全面系统的研究和介绍，使得该理论迅速崛起①。优势视角关注服务对象自身的资源和优势，以此协助服务对象解决困难。

优势视角区别于传统的问题视角，两者有各自的优缺点和适用情况。问题视角聚焦服务对象的需求和问题，分析问题，界定问题，提出解决方案。例如，交通事故责任调解、司法调解多使用此类视角，这类服务问题清晰，需求具体，依据相关法律条文或相关标准即可解决。而优势视角则是从服务对象自身的优势出发，协助服务对象发现自身能力和优势，提高抗逆力，整合自身资源，发挥自己的潜能和价值去解决问题。

Dennis Saleebey（2004）认为，人是社会、心理、生理的共同体，处于社会环境之中，有自身价值也应受到尊重，是独特的、有潜能的和不断发展的个体；需要他人帮助，也必须学会帮助他人②。同时，他也认为抗逆力、整合及赋权是优势视角的三大核心理念。抗逆力是指服务对象在面对困境时的能力，面对压力时激发的潜能和自我超越；整合是指服务对象对自身各方面优势的整合能力；赋权是指社会工作者在助人时，寻求内部、外部资源的意图和过程③。

通过参加此次小组活动，组员能在活动过程中锻炼自己的动手能力，学习如何使用智能手机。同时学会通过微信与朋友、家人分享自己的照片，主动展示自己的生活，锻炼其人际交往能力。最后，小组通过照片展

---

① 赵明思. 优势视角：社会工作理论与实践创新模式 [J]. 社会福利，2013（5）.

② [美] Dennis Saleebey. 优势视角——社会工作实践的新模式 [M]. 李亚文，等，译. 上海：华东理工大学出版社，2004.

③ 侯娟. 优势视角下社会工作介入社区志愿者培育过程的研究 [D]. 厦门大学硕士论文，2014.

的形式，让精神障碍康复者的作品在线上线下进行展示，增加精神障碍康复者与社会的互动，提升其康复信心。

四、小组过程

1. 前期准备

（1）目标：开展需求调查，进行组员招募和内容设计。

（2）内容：

①访谈精神障碍康复者及其家属、用人单位，结合前期服务，了解服务需求。

②对材料进行分析，发现组员优势和资源，设计小组活动。

③制作宣传海报，筹备物资，招募服务对象。

2. 活动内容

（1）第一节　主题：最美的瞬间。

目标：与组员共同制定小组约定，向组员说明小组目标和活动内容。

内容：通过破冰游戏，促使组员之间相互认识，建立小组约定，介绍小组内容、分享方式等。讲解拍照的基础知识、简单构图方法。

（2）第二节　主题：寻找初夏——风景拍摄。

目标：锻炼组员动手能力和取景能力，发挥组员拍照能力，分组合作拍摄，锻炼组员团结协作。

内容：回顾上节活动内容，赏析组员上节照片。简述风景拍摄构图方法和技巧，经典照片解析。在慢性病防治院院内取景拍摄，赏析并评选优秀照片。

（3）第三节　主题：盛夏的故事——人物拍摄。

目标：通过拍照任务进一步增强组员之间的合作互动。在学习拍照姿势中，锻炼精神障碍康复者的肢体表达能力。

内容：回顾上节活动内容，讲解人物与风景结合拍摄技巧，介绍人像拍照可用姿势。分场地拍摄，并上传微信进行赏析和分享。

（4）第四节　主题：水果沙拉与静物拍摄。

目标：结合美食激发组员内在学习动力；在组员点评过程中锻炼表达能力。

内容：回顾上节活动内容，与美食活动"水果沙拉"结合讲解静物拍摄方法和构图技巧，发布可模仿照片。每组组员对自己的沙拉作品进行拍摄和分析。

（5）第五节　主题：旅行的记忆——游客照。

目标：增强组员拍照意识，锻炼其展示自己的生活和实际拍照能力；引导组员将拍照与自己的生活相联系，多去关注身边的美。

内容：回顾前面几节的活动内容。讲解常见的游客照以及如何拍摄特别的照片。在院内取景拍摄，分享自己的照片内容。

（6）第六节　主题：时光印象照片展。

目标：回顾总结小组活动，让组员看到自身的进步和成长；通过照片展的方式增强组员的自信心。

内容：总结拍照小组活动，引导组员分享小组活动的感受和所学技巧。装饰照片展展板，颁发纪念品和奖品。鼓励小组组员保持所学技能，在生活、游玩、旅游的过程中进行拍照并分享。

（7）第七节　主题：外出游玩训练。

目标：巩固组员学习成果，通过展览，鼓励组员看到自己的能力和优势并保持下去，提升信心。

内容：参观观澜版画基地，在活动过程中招募拍摄助手。

3. 小组发展状况

（1）小组初期：确定小组约定，组员之间的关系建立比较好，能根据约定进行组员协作拍摄和分享。组员之间仍比较陌生。

（2）小组中期：组员之间熟悉度提升，合作能力和默契度提升，组员能进行团队合作拍照，也能独立进行拍摄。通过微信分享，组员因得到鼓励而有信心面对失败，向其他组员学习拍照技巧。

（3）小组后期：组员之间比较熟悉，也会表达自己的喜欢与不喜欢。组员学习到一定的拍照技巧，有信心帮社会工作者拍活动照片，组员之间也会相互帮助、共同学习。

（4）结束阶段：部分组员出现退缩行为，但通过组员分享、家属支持和社会工作者鼓励，组员有信心参加时光印象照片展。

五、评估

（一）评估方法

1. 访谈评估

在活动中，通过社会工作者与组员的交谈和观察，发现优势视角下，从精神障碍康复者的优势和能力出发，组员能更享受小组活动中的乐趣，去学习和体验新知识，与外界的接触和互动也逐渐增加。部分精神障碍康复者情感淡漠，从小组的第一节到第五节，一个笑容都没有，但在看到自己的照片展示出来后，嘴角多了一抹笑容。在最后的访谈中，小组成员也表达了自己在小组活动过程中的收获和成长。

CML：在这次小组活动中，我感到很快乐。用手机拍出漂亮的照片，我觉得自己还不错，可以拍出好看的照片。

GHL：参加这次活动我很开心，因为可以和大家一起分享照片，大家可以一起出去拍照。暑假我和妈妈出去旅游时就可以帮妈妈拍照了，到时候发微信给大家看一下。

WYJ：看到小黄鸭的故事也打印出来了，好可爱啊。拍小黄鸭的时候挺好玩的，可以跟好朋友一起拍，一起想故事，能一起练习表达，感觉自己的能量（能力）又增长了。

WWQ：这次活动前我拍照不是很好。以前都不会用手机，现在学会了，还会拍照，以后再慢慢练习，后面再拍些照片给社会工作者看。下次还有这样的活动吗？我还想来学。

ZY：以前我拍照也不好看，都是拍一张删一张，拍了就删，感觉太难看了。不过这两次社会工作者教了我一个小技巧，学会了，现在知道怎么拍了。出去散步的时候，看到好看的花会拍一下，给朋友看看挺好的。

从上面对话可以看到组员的改变和对活动的不舍，对社会工作者提出协助拍照的意见，组员能够接受，也有组员能将学到的技能运用到接下来的旅游中。比起一开始"拍了就删"的不自信，现在能自信地展示自己的照片，主动提出与社会工作者分享照片。

2. 资料点存

通过点存组员提交的照片数量来看，随着小组活动进展，精神障碍康复者拍摄的照片数量越来越多，而且从社会工作者的主观感受来说，照片的质量也有一定的提升，特别是到小组活动中期，组员的照片质量提升明显。同时，组员会在家属资源活动中心的常规活动中想到要用手机拍照，拍下美食、凤凰花、书法作品等，拍照渐渐融入他们的康复生活中，他们也有自信拿出手机记录生活中的美。到小组后期，组员开始有自信分享自己的照片，积极地参加最后的照片展。

组员提交照片数量变化　　　　　　　　　　单位：张

	组员1	组员2	组员3	组员4	组员5	组员6	组员7	组员8	组员9	组员10
第一节	0	0	2	0	2	2	2	0	0	3
第二节	1	1	3	1	2	4	3	1	0	2
第三节	1	2	2	1	1	4	3	1	1	5
第四节	1	2	4	2	3	3	3	2	1	3
第五节	2	3	4	4	2	3	3	2	1	3
第六节	2	3	4	4	3	5	4	2	1	4

3. 问卷调查

从收集的意见反馈表来看，除了学习到拍摄技能，80%的被调查者在此次活动中还学习到人际沟通方法，例如如何倾听他人，如何表达情绪等。80%的被调查者可以参与活动的策划和照片布置，且完成社会工作者分配的任务，并在其中找到成就感，觉得自己在此次活动中是有价值的。在分享中，有参与者表示看到最后自己的照片洗出来，感觉自己在拍照方面的能力被发现了，以后的活动也要拍照。最后，80%的被调查者认为社会工作者能够友善对待并关心参与者，对此次活动感到满意。

（二）评估内容

组员能在活动中锻炼动手能力和人际交往能力；能发现和记录生活中的美；通过照片展和分享，组员能获得成就感，增强其康复信心。

六、专业反思

优势视角对社会工作者、家属和精神障碍康复者而言，都是一种积极的视角，家属和精神障碍康复者用积极的心态进行社区康复，也可以减轻精神障碍康复者和家属的心理负担。在小组策划前期收集好精神障碍康复者的优势，结合其康复内容，设计主题简单的小组活动。在小组过程中，发挥精神障碍康复者的优势和能力，并引导其学习新的方法和技巧，为其增能。小组结束只是代表着精神障碍康复者挖掘优势和增能的部分告一段落，优势的保持还需要做更多的工作。例如，引导康复者协助社会工作者拍摄活动照片，或者拍摄日常生活内容与其他组员分享，将这份优势与能力继续保持和发展。

通过这个小组，工作员简单总结了优势视角下精神康复者小组工作路径。

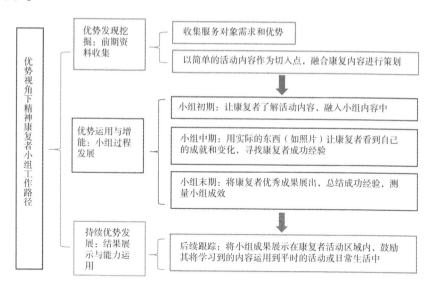

第六章

精神障碍社区康复工作

一、精神障碍社区康复工作的含义

简单来说，精神障碍社区康复工作就是指在社区层面，各服务部门、组织机构充分发掘和利用各种资源，为在社区内生活的精神障碍康复者开展康复服务的过程。

世界卫生组织将社区康复定义为："启用和开发社区的资源，将残疾人及家庭和社区视为一个整体，对残疾的康复和预防所采取的一切措施。社区精神障碍康复是社区卫生工作的重点之一。其目的是通过制订和实施合适的康复计划和措施，尽量改善精神病患者的精神症状，尽可能地恢复其社会功能，其目标是实现患者重返社会。"①

民政部、国家卫生健康委、中国残联于 2020 年 12 月 28 日联合印发的《精神障碍社区康复服务工作规范》明确指出：社区康复（Community-Based Rehabilitation，CBR）是指通过多种方法使有需求的人在社区生活中获得平等服务的机会。社区康复服务是使精神障碍患者恢复生活自理能力和社会适应能力，最终回归社会的重要途径，是多学科、多专业融合发展的社会服务。

云南大学高万红教授从社会工作的角度出发，认为社区康复是"以实现社区内康复人士个人成长为指导理念，以社区发展为依托，以促进社区内长期患病或有缺憾人群的躯体、心理和社会功能的康复为目标，依靠社区和康复人士及其家庭，联合多部门及多样化组织机构，整合资源，发展个人躯体、心理与社会功能康复服务，完善卫生、政府、社会机构的支持网络，协助社区内长期患病人士改善个人的个体疾病症状，实现个人成长、适应和再适应社区和社会生活"②。

---

① 丁菊．我国社区精神障碍康复服务的现状及对策研究 [D]．南方医科大学，2019．
② 高万红．精神障碍康复：社会工作的本土实践 [M]．北京：社会科学文献出版社，2019：149．

二、我国当前主要的精神障碍社区康复模式

（一）上海"阳光心园"社区康复站模式

1. 发展背景

2007 年，上海市发布《上海市精神病防治康复"十一五"实施方案》，其中明确指出要大力推广"社会化、综合性、开放式"精神病防治康复工作模式，并且提出要在每个街道（镇）建立一所精神残疾人日间照料站，每个区（县）扶持建立一所示范性精神病康复机构，为有需要的稳定期精神病患者提供康复、日间照料、职业培训、非正规就业等服务。2009 年，上海市残疾人康复工作办公室下发《上海市精神残疾人社区康复机构管理意见》，其中提出"要求全市精神残疾人社区康复机构统一名称为'阳光心园'，并明确规定了机构服务人员职责以及详细的精神残疾人康复管理流程"①。至此，上海市"阳光心园"模式正式确定。

2. 服务内容

"阳光心园"本质上属于社区康复机构，但相较于一般常见的残疾人康复中心，它的突出特点就是只面向精神障碍康复者提供针对性的服务，服务内容一般包括以下几个方面：其一，要求由全科医生、精神科医生、护士组成专业服务团队定期到机构访视精神障碍康复者并指导工作；其二，为在机构接受服务的精神障碍康复者建档并制订个人康复计划；其三，联动精神障碍康复者家属，普及精神健康知识、提升家庭康复技能；其四，开展志愿者服务，培养和发展志愿者在机构内协助社会工作者开展康复服务。

3. 工作者

"阳光心园"模式中，有以下职能人员为精神障碍康复者提供服务：一是助残员，一般是由轻度残疾且有一定工作能力的残疾人担任，主要工

---

① 李衡. 基于社区的精神残疾康复管理模式研究——以上海市阳光心园为例［D］. 复旦大学，2013.

作是为辖区内的残疾人建档（指所有类型的残疾人），协调各部门为残疾人提供综合性服务；二是返聘退休医师，主要职责是运用以往医务工作经验照顾机构内的精神障碍康复者；三是社会工作者与心理咨询师，街道采购专职社会工作者在机构内开展专业服务；四是精神卫生医生，由全科医生、精神科医生带头组成专业团队，定期到机构访视并指导工作。

4. 模式特点

"阳光心园"模式是政府主导下自上而下推行的精神障碍社区康复模式，基于该背景，它具有以下显著特点：其一，在管控基础上开展服务。"阳光心园"作为社区康复机构，不但要发挥服务特性，协助精神障碍康复者更好地实现社区康复，也要承担管控职能，及时掌握精神障碍康复者的信息和动态，保障精神障碍康复者在社区的稳定。其二，持续性的财政、人力支持。政府的财政支持为机构的运作和进一步发展提供了强有力的保障，而各部门社会工作者的联动和配合更能保障服务的高效、便捷。

（二）会所模式

1. 发展背景

会所模式是当前在国外发展得比较成熟的一种社区精神康复模式，它起源于美国，最早的雏形来自20世纪50年代在纽约成立的"活泉之家"（Fountain House），后来发展为国际会所发展中心。经过半个多世纪的发展，目前全球已经有超过400家会所。会所模式以国际会所模式明确规定的36条会所准则作为操作指南，"以'工作日'作为康复方式，为精神障碍人士提供支持性的人际关系、营造助人自助的康复氛围，帮助其获得就业岗位，还提供教育、外展和社区支援等服务"[1]。在中国，目前共有5家精神康复会所，分别为长沙心翼会所、深圳蒲公英会所、广州卓毅社、昆明新天地会所、杭州潮鸣会所[2]。

---

[1]　谭羽希，严虎. 社区精神康复"会所模式"的应用［J］. 国际精神病学杂志，2018，45（1）：114.

[2]　高万红. 精神障碍康复：社会工作的本土实践［M］. 北京：社会科学文献出版社，2019：155.

2. 服务内容

（1）会所"工作日"的设置。会所中，入会的精神障碍康复者被称为"会员"。会所仿照现代办公模式，有着固定的组织架构，并且将周一到周五设为工作日，会员在会所内承担着不同的职务和分工。例如，会所一般设置有行政部、文书部、教育部、餐饮部、外展部等部门（不同会所的部门设置有所差别），会员要参与会所各部门的运作，不但是被服务者，也是服务者，从而在工作中提升个人能力、实现自我价值。

（2）具体服务内容。在"工作日"模式下，会所为精神障碍康复者提供的服务包括以下几个方面：①心理支持；②就业服务，会所可以为精神障碍康复者提供过渡就业的机会（岗位属于会所），也会全力帮助会员获得长期的辅助就业甚至是独立就业的机会（包括介绍工作机会、帮助制定简历、投递简历、模拟面试等）；③开展社交活动，会所会在周末、假日组织开展一些文化娱乐活动，包括看电影、球赛、聚餐等，活动由会员和社会工作者共同筹划；④辅助教育，会所可以为想要接受继续教育的参与者提供教育咨询服务，甚至可以帮助精神障碍康复者获得进修机会；⑤链接社会资源，会所向精神障碍康复者积极宣传各类福利及帮扶政策，协助会员申请低保、服药或住院费用减免等，还可以为有特殊困难的精神障碍康复者寻求社会支持，尽可能帮助会员减轻生活压力。

3. 工作者

会所的社会工作者一般由社会工作者、心理咨询师、精神科医生和其他人员组成，主要职责为协助精神障碍康复者提升个人能力、培养兴趣、增强价值感，从而改善个人康复情况。会所还会设立顾问委员，通常由社会爱心人士担任，主要发挥 4 个方面的作用：为会所提供政策、资金、场地支持；整合社会资源，建立培训基金；协调配备就业岗位；开展社会宣传，加大推介力度①。

4. 模式特点

（1）增能、尊重与平等。"会所模式充分体现了社会工作中'赋权'

---

① 宋妍 ."会所模式"在社区精神疾病康复中的应用 ［J］. 中国现代医学杂志，2014，24（14）：109-110.

'尊重'的理念，其目标是帮助有精神障碍的个人增强其功能，使他们能够在最少的专业协助下，在他们所选择的环境中过着成功且满足的生活"①。会所中，工作者和会员不是管理与被管理的关系，也不是上下级的关系，而是共同管理会所事务，会员可以自行选择喜欢的岗位，发挥个人所长。

（2）重视精神障碍康复者在会所环境中实现改变，不强调家属在其中发挥作用。会所模式下，会员主要在会所内开展康复，通过参与各项事务和活动，培养和挖掘个人能力。在这个过程中，主要的支持者是会所内的社会工作者以及其他精神障碍康复者，没有着重带动家属参与其中。

三、社会工作者在精神障碍社区康复工作中的主要服务内容与方法

由于精神康复工作具有特殊性和复杂性，因此无论在哪种服务模式中，工作者都是由不同学科背景的专业人士组成的，一般包括精神科医生、全科医生、护士、心理咨询师、社会工作者、街道或社区专职人员等几类人员（具体的人员构成因地区不同而各有不同）。其中，社会工作者基于"助人自助"的服务理念、专业知识丰富以及实务性强的特点，在我国当前的精神障碍社区康复工作体系中一直承担着重要的职能，为精神障碍康复者及其家属开展综合性的康复服务。下面，就以深圳市 L 区为例，详细介绍社区精神卫生社会工作者主要的服务内容和服务方法。

（一）康复指导

精神卫生社会工作者根据精神障碍康复者及其家属在康复过程中产生的问题及需求，有针对性地在社区进行各种康复指导服务，包括康复技能提升、药物管理能力培养、自信心提升、人际交往能力提升、职业康复训练等。以电访、家访、讲座、茶话会、户外活动、职业技能培训等活动形式，

---

① 高万红 . 精神障碍康复：社会工作的本土实践 [M] . 北京：社会科学文献出版社，2019：155-156.

协助精神障碍康复者提升康复能力、拓展人际关系网络、提升自信心、获得能力感；也帮助家属改善家庭照顾环境，减轻长久以来的照顾压力。

（二）心理辅导

针对存在压力、情绪不稳定以及有其他心理障碍的康复者及其家属，精神卫生社会工作者可以运用专业手法开展有针对性的心理辅导服务，包括缓解压力、情绪疏导、重塑认知等心理支持，具体可通过电访、家访、团体辅导、开展个案等形式展开。在心理辅导支持下，协助精神障碍康复者改善康复环境及心理状态，缓解家属照顾压力，维护家庭的和谐稳定。

（三）资源链接

资源链接是社会工作者的一大功能和优势。在日常工作中，精神卫生社会工作者可以发挥优势，整合社区内各类正式或非正式资源，为精神障碍康复者及其家属提供帮扶和支持。例如，可根据相关政策联系民政部门为困难精神障碍康复者家庭申请经济补助；联系残联为精神障碍康复者申请残疾证、免费服药、住院补贴；对接爱心企业、个人为精神障碍康复者提供就业机会或捐赠等。通过链接各类资源，帮助精神障碍康复者家庭减轻压力或解决困难，改善其康复环境。

（四）精神卫生宣传教育

精神卫生健康知识的宣传与普及也是精神卫生社会工作者的重要工作内容之一。通过开展多种形式的心理卫生健康教育和健康促进活动，如张贴宣传栏、发放宣传册、组织专题讲座、开展主题活动等，可以协助社区居民预防或尽早发现精神疾病的产生，降低精神疾病对精神障碍康复者本身、家属、他人乃至社会造成的危害。

（五）精神障碍康复者信息管理

该部分包括线上系统管理以及纸质档案管理两个部分。

《深圳市精神卫生防治工作信息管理系统》是在深圳市应用广泛的重

性精神障碍康复者管理系统，该系统的主要功能包括精神障碍康复者建档、分类管理、精神障碍康复者动态更新、迁入迁出、服务质量控制、服务数据统计等。在日常工作中，精神卫生社会工作者需通过系统查看精神障碍康复者信息、为新发精神障碍康复者建档、将访视情况实时录入、操作精神障碍康复者的迁入和迁出、定期查看各项服务指标推进情况等。可以说，该系统是精神卫生社会工作者掌握社区精神障碍康复者信息的重要工具，也是保障精神障碍康复者动态管理能够实现的重要途径。

除了运用线上系统管理精神障碍康复者信息，精神卫生社会工作者还需为辖区内的每一位精神障碍康复者建立纸质个人档案。档案内容包括精神障碍康复者的基本信息、服药情况、家属信息、康复动态、药物补贴以及家属监护补贴资料等。社会工作者需定期对精神障碍康复者或家属进行访视，了解最新情况后，及时更新档案资料。档案资料越详细，精神卫生社会工作者越能清楚地了解精神障碍康复者及其家庭的情况，为开展针对性服务提供参考。

（六）个案管理

精神疾病的类型多样，所以社区精神障碍康复者的症状及病情也各有不同，精神卫生社会工作者可以面向高风险或者有特殊情况的精神障碍康复者开展一对一的个案管理服务。个案管理的内容包括药物管理、制订康复计划、心理辅导、链接资源、职业规划、改善家庭关系等，旨在协助精神障碍康复者稳定病情、改善康复环境、提升个人康复能力、扩展人际关系网络，从而逐步适应社会生活。

四、精神康复社区工作服务案例

案例 1：体育运动在精神障碍康复者社区参与及融入中的作用

一、活动背景

随着深圳发展速度的不断加快，人们面临的挑战越来越多，竞争日益严峻，生活工作压力大，健康问题也随之而来。身心健康是一个人幸福生活的重要指标。但是，大家往往更加关注集于表象的生理健康，而忽视不易察觉的精神健康问题。2018年1月26日由民政部、国家卫生计生委、中国残联等部门联合召开的加快精神障碍社区康复服务视频会议中指出，截至2017年底，我国在册严重精神障碍康复者人数已达581万，由此看出，精神健康问题已不容轻视，大家需要提升对精神健康的了解及关注度。

目前，L区B街道辖区内有300余名精神障碍康复者，他们当中有些因为药物的副作用不愿服药，有些因自己的病情不愿意外出，有些为没有朋友而难过。同时，由于社会的歧视及缺乏交流互动平台，很多精神障碍康复者长期滞留在家中，交流技巧缺乏，进一步加快了社会功能的退化。面对这些问题，B街道精防团队策划了一场激励型健步走活动，让辖区内的精神障碍康复者通过参与活动走出家门，并且与其他精神障碍康复者互动，改善日常不良的生活方式，增强康复信心和希望。

二、活动目标

通过开展活动，鼓励精神障碍康复者走出家门，提高其对于户外运动的兴趣，督促精神障碍康复者加强锻炼；促进参与者之间互动，提升其人际沟通能力。在此基础上，引导精神障碍康复者热爱生活，建立康复信心，养成良好的居家康复方式。

三、理论与方法

社会支持网络指的是一组个人之间的接触，通过这些接触，个人得以维持社会身份并且获得情绪支持、物质援助和服务、信息与新的社会接触。依据社会支持理论的观点，一个人所拥有的社会支持网络越强大，就越能够更好地应对各种来自环境的挑战。以社会支持理论取向的社会工作，强调通过干预个人的社会网络来改变其在个人生活中的作用。特别是对那些社会网络资源不足或者利用社会网络能力不足的个体，社会工作者致力于给他们以必要的帮助，帮助他们扩大社会网络资源。

通过开展活动，精神障碍康复者可以走出家门，增强锻炼，并且可以和其他精神障碍康复者互动，提升个人沟通能力，扩展人际关系网，在一定程度上改善家庭康复的生活方式。

四、具体内容

1. 活动安排

（1）活动时间：2018 年 9 月 8 日　8：00—11：00/10 月 10 日 9：30—10：30。

（2）活动地点：L 区 B 街道八仙岭公园。

（3）活动对象：B 街道辖区精神障碍康复者（40 名）。

（4）活动分工：因户外活动存在的不确定情况较多，为保障活动顺利进行，故安排 6 名社会工作者参与，1 名负责统筹、3 名负责活动带领、2 名负责后勤保障。

2. 具体流程

活动过程					
环节	日期时间	详细内容	具体目标	所需物资	负责人
活动筹备	2018.8.20—8.31	设计通过一个手环活动，记录精神障碍康复者每天的行走情况，鼓励精神障碍康复者能多到社区外面走动，推动其了解社区的变化，同时有助于接触到更多的人群，结交到新朋友，丰富自己的社区生活	制订完善的活动计划	无	1 名社会工作者
活动宣传	2018.9.1—9.6	通过电话、微信、走访等方式进行宣传，鼓励精神障碍康复者及其家属一起参与	每个社区至少招募到 7~8 名精神障碍康复者	无	所有工作人员
健步走行动启动	2018.9.8 7：30—8：00	社会工作者进行分工	确保活动有序进行	无	1 名社会工作者
	2018.9.8 8：00—8：30	签到、手环佩戴	确保每个参加者都佩戴手环并连接手机	运动手环 40 只	2 名社会工作者

		活动过程			
环节	日期时间	详细内容	具体目标	所需物资	负责人
健步走行动启动	2018. 9. 8 8：30— 9：00	活动启动仪式： (1) 签名：所有参与人员在活动宣传墙签名，并合影留念 (2) 活动热身：参与者在社会工作者带领下进行热身运动 (3) 讲解活动目的、内容及规则：本次活动包括启动仪式、健步走行动、颁奖仪式三个部分，旨在鼓励精神障碍康复者走出家门，多参与户外活动，扩展人际交流圈；活动要求所有参与者佩戴运动手环完成健步走，并在后续持续佩戴手环运动，在一个月后进行统计，运动距离最长的10名精神障碍康复者将获得礼品一份	参与者了解活动目的、规则，提高户外活动的动力	无	2名社会工作者
	2018. 9. 8 9：00— 11：00	健步走行动： (1) 到达八仙岭公园：从 L 社区工作站出发到八仙岭公园，途中社会工作者做好拍照和指导交通；前中后都有社会工作者，确保没有人掉队 (2) 开始健步走活动：在社会工作者的带领下，参与者从八仙岭山脚开始，行至山顶（中间有3次休息时间），到达山顶后，社会工作者带领进行2个趣味游戏："击鼓传花""5毛一块"，通过游戏，活跃气氛，促进参与者进一步认识	完成健步走行动、促进参与者互动	矿泉水2箱、零食5斤、药箱一个	所有工作人员
颁奖仪式	2018. 10. 10 9：30— 10：30	通过一个月的行走步数的记录，评选出健步走前10名的精神障碍康复者，并颁发奖杯和礼品。通过鼓励的方式，让精神障碍康复者主动走出社区，增加与人的互动交流，改善社区康复的效果	鼓励精神障碍康复者群体主动走出家门，参与户外活动	奖杯10个、礼品10份	所有社会工作者

五、活动评估

本次活动效果通过现场观察及满意度调查进行评估。活动共有42名精神障碍康复者参与，且大部分精神障碍康复者表现活跃，愿意和他人互动，积极融入活动氛围，顺利完成健步走任务。活动最后的满意度调查也显示，参与者非常认可本次活动的形式和积极意义，90%的参与者愿意在以后的生活中尝试多进行户外活动，这样一方面可以锻炼身体；另一方面也可以增加与他人交流的机会，拓展朋友圈，更加积极地开展家庭康复。

六、专业反思

1. 重视建立信任关系的重要性

精神障碍康复者是一类特殊群体，精神卫生社会工作者刚开始接触时，家属及精神障碍康复者通常都处在比较警惕、不信任的状态。通过日常的电访、家访、推行监护人补贴及免费服药等福利政策、开展个案管理等方式，慢慢与家属和精神障碍康复者建立良好的信任关系。在建立关系的基础上，我们才能推动康复服务的开展，如社区康复活动、药物管理、心理辅导等。

2. 正确认识精神障碍康复者

刚开始接触精神障碍康复者的时候，一部分社会工作者也许存在不安和害怕的心理，因为外界对精神疾病"谈之色变"，通常都是戴"有色眼镜"看待精神障碍康复者。但真正接触之后会发现，大部分精神障碍康复者和生活中的普通人无异。精神卫生社会工作者需要遵循的是"助人自助"的价值观念，通过不断深入了解接纳他们。在工作中，我们要从精神障碍康复者的角度出发，发现需求，挖掘优点，让他们能够积极参与社区康复，甚至能找到合适的工作。

3. 将服务对象需求放在首位

在工作中，策划开展康复活动之前，首先要考虑的就是服务对象的需求，满足服务对象需求才是活动的首要目标。充分尊重精神障碍康复者及其家属的意愿，在不违背服务规范并属于社会工作者服务范围内的前提下，设置他们需要的服务内容，尽可能协助其实现需求的满足。只有这样，才能更好地提高服务的质量、达成活动效果。

案例2：健康休闲服务在促进精神障碍康复者 友好社区环境营造中的作用

一、活动背景

随着时代的不断发展，精神卫生问题已经成为影响社会发展的重大公共卫生问题和社会问题。近年来国家在不断加大对精神卫生领域的投入，并出台了相应的政策，精神障碍康复者的治疗条件及相应的福利支持得到了明显的改善。但目前仍有相当一部分民众对精神障碍康复者群体、对精神健康知识的了解十分单一、片面，使得精神障碍康复者群体被歧视、被边缘化、社会融入困难，同时也使得部分人群患病后家属无法觉察，错过了最佳治疗时间。

为了提升社区民众对精神健康知识的重视与了解，并推动精神障碍康复者融入社会，与家属及社区居民一同参与营造平等、尊重、接纳的社区公共空间行动，深圳正阳精防团队于2019年4月20日带领精神障碍康复者及家属一同开展主题为"携手共迎欢乐，护卫精神健康"的趣味运动会，旨在通过多种形式的宣传互动游戏，让精神障碍康复者有社会参与感，让居民对精神健康问题有更多的认知。

二、活动目标

通过开展活动，推动精神障碍康复者融入社会；呼吁社会大众关注精神健康，关心精神障碍康复者，推动形成平等、尊重、接纳的社会氛围。

三、理论与方法

社会支持网络指的是一组个人之间的接触，通过这些接触，个人得以维持社会身份并且获得情绪支持、物质援助和服务、信息与新的社会接触。依据社会支持理论的观点，一个人所拥有的社会支持网络越强大，就越能够更好地应对各种来自环境的挑战。个人所拥有的资源又可以分为个人资源和社会资源。个人资源包括个人的自我功能和应对能力，后者是指个人社会网络中的广度和网络中的人所能提供的社会支持功能的程度。以社会支持理论取向的社会工作，强调通过干预个人的社会网络来改变其在个人生活中的作用。特别是对那些社会网络资源不足或者利用社会网络的能力不足的个体，社会工作者致力于给他们以必要的帮助，帮助他们扩大社会网络资源，提高其利用社会网络的能力。

本次趣味运动让精神障碍康复者亲自参与精神卫生宣传活动，不仅有利于提升精神障碍康复者的社会参与度和社会的接纳度，同时也是为精神障碍康复者构建社会支持，为广大居民宣传普及更多精神健康知识。

四、具体行动

1. 评估活动开展的条件

本次活动首次让精神障碍康复者参与户外精神健康宣传活动，社会工作者重点从活动背景、意义、活动目的等多个方面与精神障碍康复者家属展开沟通，并取得其认可及同意。同时，对活动场地、可链接的资源进行了详尽的评估。最终决定在人流量较大的公园开展，空间足够，人流量大，能够达到较好的宣传效果，同时街道、工作站等也为活动的开展提供部分道具及经费支持。

2. 计划书撰写

关于本次活动主题，团队从可行性、延续性、推广性等多个角度考量，并提出需要紧紧围绕"平等、尊重、接纳"这几个核心价值理念展开，充分发挥社会工作者链接资源及活动统筹和带领的能力，将活动分为专业问答区、模拟幻听区、问题方格等多个趣味性极强的游戏区域，与以往的单一发宣传单张相比，很大程度上丰富了活动的内容。

3. 活动安排

（1）活动时间：2019 年 4 月 20 日 13：00—18：30。

（2）活动地点：L 区 B 街道 N 社区 N 广场。

（3）活动对象：B 街道辖区精神障碍康复者、普通居民。

（4）活动分工：根据本次活动的规模，安排 10 名社会工作者及 20 名义工，并分为机动组、活动经费组、宣传组，合理地分配到各个区域。

4. 具体活动过程

活动过程				
环节	时间	详细内容（含专业方法或技巧）	所需物资	负责人
活动筹备	2019.4.5—4.13	确定活动时间、撰写活动计划书、购买活动物资	无	1名社会工作者
活动宣传	2019.4.14—4.18	利用微信活动群、电访、家访等形式进行活动宣传和招募	无	所有社会工作者
签到	2019.4.20 13：00—14：00	准备签到材料，协助参加者签到，发放知识卡片环扣	签到表、笔、积分卡、知识卡片环扣200个	1名社会工作者、1名义工
领导讲话/致辞	2019.4.20 14：00—14：10	准备话筒，邀请领导进行讲话致辞	话筒	1名社会工作者
暖场游戏	2019.4.20 14：10—14：30	暖场：世界杯主题曲 规则：由全体义工带领所有参加者一起踏出世界杯主题曲舞步，活跃现场氛围	音箱	所有义工
具体游戏环节	2019.4.20 14：30—17：30	游戏一：专业问答区 规则：参加者通过学习易拉宝上面的内容，回答纸条上所列问题，回答正确即可获得知识卡片1张	易拉宝、知识卡片若干	1名社会工作者、2名义工
		游戏二：模拟幻听区 规则：邀请参与者扮演精神障碍康复者角色，另安排1名参与者使用纸张做的"话筒"在其耳边不断讲话，完成后询问其感受	纸张	1名社会工作者、2名义工
		游戏三：指压板上见真章 规则：在指压板上边跳绳边向终点移动，成功到达终点且顺利跳完即为过关，过关者可获得1张知识卡片	指压板、跳绳、知识卡片若干	1名社会工作者、2名义工

活动过程				
环节	时间	详细内容（含专业方法或技巧）	所需物资	负责人
具体游戏环节	2019.4.20 14：30— 17：30	游戏四：问题方格游戏 规则：参加者背对九宫格投掷毽子，回答相应位置上的关于精神健康的问题，回答正确即可获得知识卡片1张；若投掷到九宫格之外，则回答主持人所提问题	毽子、问题卡9张、知识卡片若干	1名社会工作者、2名义工
		游戏五：巨人脚步 规则：两个队伍进行PK，每个队伍全员7人参加，队伍内全部队友呈竖形队伍排列，后面的人将双手放在前面队友肩膀上，原地穿好道具，听从裁判哨声同时出发，完成往返跑，最先到达终点的队伍获胜，并每人获得知识卡片1张	巨人脚步7人组道具2套	1名社会工作者、2名义工
		游戏六：欢乐跳大绳 规则：挑战者需要成功进入大绳中间，并完成5个及以上起跳即为成功，每个人3次挑战机会，完成挑战者获得知识卡片1张	跳大绳工具1套	1名社会工作者、2名义工
		游戏七：请你相信我 规则：该游戏需要2个人参加，1名蒙上眼睛，另1名仅能通过语言提示让队友顺利绕过障碍物并完成相应任务到达终点，即为挑战成功，完成挑战的队伍即可获得知识卡片1张	眼罩5个、知识卡片若干	1名社会工作者、2名义工
		游戏八：知识大调查 规则：参加者领取调查问卷并填写问卷，填写完成后交给主持人，即可获得知识卡片1张	调查问卷200份，签字笔若干，知识卡片若干	1名社会工作者、2名义工

活动过程				
环节	时间	详细内容（含专业方法或技巧）	所需物资	负责人
统计分数、兑奖	2019.4.20 14：30— 17：30	社会工作者查看每位参加者的积分卡并盖章，为参加者兑换礼品 一等奖：获得知识卡片6张以上 二等奖：获得知识卡片4张以上 参与奖：获得知识卡片2张以上	印章、礼品	1名社会工作者、2名义工
活动闭幕、领导总结	2019.4.20 17：30— 18：00	邀请领导进行活动总结，并宣布活动闭幕	话筒	1名社会工作者
活动结束、整理场地	2019.4.20 18：00— 18：30	活动结束，全体成员整理场地	无	全体工作人员

五、活动评估

本次活动评估主要采用现场评估及问卷评估的方式。通过对现场情况的观察，有近200人参与活动，惠及的人群适中。活动过程中对部分居民进行现场问答，80%的居民能够了解本次活动的目的及相关精神健康知识。同时，80%以上的精神障碍康复者能够在此次活动中感受到来自社会的支持，并有活动参与感。

六、专业反思

1. 积极创新活动形式

通过趣味运动会构建平等、尊重、接纳的社区公共空间的形式是一种新的尝试，不仅能够起到宣传精神健康知识的作用，同时也能推动精神障碍康复者参与其中。此时，精神障碍康复者不仅仅是一个服务接受者，更多是将精神障碍康复者作为一个有尊严、有价值、有能力自我改变的个体。

2. 保障活动的安全性

邀请精神障碍康复者参与精神健康宣传活动，在一定程度上存在风险。一方面担心精神障碍康复者抗拒此类形式的活动；另一方面也担心精神障碍康复者在活动过程中与居民产生不可预估的冲突，或因为病情有波动导致突发事件。因此，在活动前期需要对精神障碍康复者及其家属参与意愿、精神障碍康复者的病情等进行综合的考量，评估是否适合参与活动，并将参与精神障碍康复者向街道、社区等精防社会工作者报备，活动参与前叮嘱精神障碍康复者服药，必要时可将药物带在身上。

3. 精神健康宣传任重而道远

精神卫生宣传活动作为精防工作的重要一环，影响着社区和谐安定环境的营造，影响着精神障碍康复者社区康复、社会融入是否顺利。目前社区精神障碍康复者所面临的就业歧视、日常生活歧视仍十分严峻，要想让精神障碍康复者的康复环境更加友好、歧视得到消除，要想让民众对精神疾病认知不断提升，要想构建平等、尊重、接纳的社区公共空间，不仅需要在制度上不断完善现有体系，加大扶持力度增加康复空间，而且也需要社会组织、企业等各方力量参与进来，逐步提升"医院-家庭-社区"康复模式的质量，更需要每一个公民参与进来。

第七章

精神障碍康复项目服务与管理

一、主要概念界定

（一）精神康复社会工作项目

精神康复社会工作项目是指一定时间内，运用一定的资源，按照预定的精神康复服务目标、服务内容和服务要求所设计并且实施的精神康复社会工作服务任务，目的是使服务群体产生改变。除了具有独特性、时间性和有预算限制等特点外，还需具备三个特点：一是特定服务群体的需要，精神康复社会工作项目的服务对象分为精神障碍康复者群体、精神障碍康复者家属及精神健康人群；二是设定有回应服务对象的目标和内容；三是设定有能够测量项目成效的机制。

（二）精神康复社会工作项目管理

项目管理是一种管理方法，PMBOK 认为项目管理就是将知识、技能、工具与技术应用于项目活动，以满足项目的要求①。还有人提出，项目管理是通过一套系统的知识、工具和技术，帮助项目管理者在一定的时间范围内，为了完成预定的目标，更好地规划、组织及管理各种资源，掌握何时该完成何种任务，避免因为项目管理者各自经验的参差不齐而导致效果出现落差②。

精神康复项目的服务对象既包括精神障碍康复者，也包括精神障碍康复者家属及社会大众，由于服务对象群体数量大，服务对象需求既有个体性也有共性，而个体性需求的回应可以通过个别化的方式提供服务（如个案管理），但共性需求需要通过项目的形式进行回应从而促进服务群体的改变，也使有限的资源能覆盖到更多的服务对象，从而让资源投入产生最大的效益。

---

① Project Management Institue. 项目管理知识体系指南（PMBOK 指南）（第六版）[M]. 北京：电子工业出版社，2018.

② 项目臭皮匠. 项目百子柜 [M]. 北京：中国社会出版社，2017.

二、精神障碍康复项目管理过程

(一) 项目启动

启动即开始的意思，在精神卫生领域，项目启动阶段主要有两种方式：

第一种方式：基于机构精防领域服务规模的发展及机构整体精防领域服务发展的需要考量，由机构管理层进行决策，如参加精防领域的项目投标、精防领域公益项目创投等可以获得政府、非政府的资金资源。如果机构管理层通过战略规划会议决定将精防领域服务作为机构的重点领域服务，希望在精防领域有所建树，那么就需要机构在精防领域有相应体量的市场份额，这样才能有足够的资源去达成机构战略规划，所以机构就需要参与精防领域的项目投标或公益项目创投。

第二种方式：机构管理层或机构现阶段运作的精防领域一线社会工作者在实际的精防服务推进过程中，收集了解到精神障碍康复者及其家属和社会大众有其他需求未被满足，而这些需求如果长期不能得到满足则会造成不良的影响，故在此基础上有了项目的设想，希望通过项目的形式回应服务对象群体的需求。例如，精神卫生社会工作者在实际服务工作中发现，在整体精防领域推进的过程中，单单回应精神障碍康复者的需求是远远不够的，其家属也存在很大的需求，家属的需求得不到满足也会影响精神障碍康复者的康复，比如家属若未能掌握精神障碍康复者照顾知识与技巧，或者不知如何与精神障碍康复者沟通，那么家属就会承受和面临着较大的压力，不但影响家属自身的身心健康，还会影响家属与精神障碍康复者之间的关系，从而影响精神障碍康复者的康复。

(二) 项目计划

项目计划即在服务数据、资料统计及分析的基础上，结合所在辖区的实际情况进行项目设计规划，形成初步项目方案。项目计划阶段一般包括以下环节。

1. 确定项目方案

在对精防领域服务群体的需求调查与分析的基础上，确定了服务群体的需要之后，就可以撰写项目方案。项目方案内容一般包括项目背景、需求分析、项目目标、项目对象、项目介入理论或模式、项目服务策略、项目内容、项目预算、项目监测与评估等。例如，我们根据对精神障碍康复者家属需求的了解及把握，研发了家友联盟——精神障碍康复者家属助力计划项目，形成了项目方案。

（1）项目背景。这个部分主要为澄清、描述问题，包括项目致力于解决服务群体的什么问题，通过什么调研手法发现该服务群体的问题，以及分析所发现的服务群体问题产生的原因。

举例：项目组通过问卷发放及访谈的方式对 L 区及 H 区 400 多名精神障碍康复者家属开展了需求调查，调查结果显示，超过 60% 的家属照顾精神障碍康复者达 5 年以上，家属年龄集中在 30 岁至 60 岁；大部分家属在照顾精神障碍康复者过程中承受着巨大的心理压力，包括长期照顾精神障碍康复者感到身心疲惫、精神障碍康复者长期无法治愈导致的无助感以及他人的看法或眼光带来的压力，而家属缓解压力的途径也较少。

（2）需求分析。进行需求分析首先需要明确项目关注的服务群体，重点是根据需求调研的数据资料进行统计分析，简明扼要地描述服务群体的实际需求，以列点的方式进行描述。

举例：

综合需求调查统计分析结果，精神障碍康复者家属的需求表现在：

- 精神健康知识学习的需求。
- 管理不良情绪及排解压力的需求。
- 提升照顾知识与技巧的需求。
- 提升自信心与自我价值感的需求。
- 社会支持网络建立的需求。

（3）介入专业理论或模式。专业理论或模式是在实践的基础上总结提炼出来的，一是能够为项目立项提供科学依据，二是能够为设计整体项目介入策略与行动方案提供指导。如家友联盟项目中，我们根据精神障碍康复者家属需求选取了优势视角、社会支持理论和增能理论作为介入理论。

（4）项目目标。项目目标是根据项目服务群体的需求而制定的，即项目希望获得的效果、达成的目标。项目目标分为长期目标和短期目标，长期目标是项目要达到的长远成果，短期目标则是项目结束时希望达到的效果，如服务对象的改变。在项目方案中可以按照项目总目标与项目具体目标分开进行描述，总目标一般不受具体、可测量、时限性的严格要求，只要提供整体方向即可，即项目整体上达成的一个大的方向目标，具体目标则是对总目标的进一步解读，更清晰明了地说明要达成的程度。在制定具体目标时要符合 SMART（清晰、可衡量、可达致、相关联、有时限）原则。

举例：

总目标：提升家属的心理承压能力，提升家属的照顾技巧和能力。

具体目标：

● 75%以上的参加者能够学习并掌握至少 2 种排解压力的方式或方法。

● 70%以上的参加者能够学习并运用至少 3 种情绪疏解的方法或技巧。

● 70%以上的参加者能够掌握至少 4 种照顾精神障碍康复者的知识或技巧。

（5）项目服务策略。策略是指可以实现目标的方案集合以及根据形势发展而制定的行动方针和方式方法。换句话说，项目介入策略是基于项目目标的达成而制定的。

举例：

表7.1　精神障碍康复者家属服务策略

需求评估	服务对象界定	理论	服务目标	服务策略
1. 管理不良情绪及排解压力的需求 2. 提升照顾知识与技巧的需求	精神障碍康复者家属	增能理论	1. 增加照顾知识、提升照顾技巧 2. 减轻压力	1. 家属心理健康、照顾技巧课程 2. 家庭照顾短视频系列 3. 家属喘息服务 4. 家属支持小组

（6）项目具体内容。在确定了项目介入策略之后，项目团队可以通过项目会议对应每点介入策略讨论具体的项目行动，包括具体的服务内容、服务方式、服务推行时间等。项目具体内容一般以子项目的形式进行描述。

举例：

①家属心理健康促进计划：

● 组织家属开展户外减压活动、节庆类庆祝活动，协助家属暂时告别照顾精神障碍康复者的工作，全身心得以放松，舒缓照顾病患的压力。

● 定期面访精神障碍康复者家属及开通项目服务热线，为家属提供心理咨询与辅导服务，运用社会工作专业方法给予家属辅导，提升精神障碍康复者家属的心理承压能力。

● 组织开展心理健康知识宣传或讲座，促进家属的身心健康。

②家属照顾技巧及能力提升计划：

● 组织开展照顾知识与技巧讲座、工作坊等，对家属的家庭护理知识、照顾技巧以及日常沟通技巧、精神障碍康复者的饮食、个人生活的照料等进行指导。

● 组织家属定期聚会，针对精神障碍康复者家属开展丰富多彩的互动交流活动，加强家属之间的互动交流、分享照顾的技巧，提升彼此的照顾技能。

（7）项目产出。产出是生产者向社会提供有形的物资产出和无形的服务产出，而社会工作服务项目产出是指项目团队向服务对象提供有形的服务产出和无形的服务产出。无形的服务主要是指项目实施过程中为服务对象提供的各项具体的服务，如个案辅导、社区活动、知识讲座等；有形的服务产出包括开展的服务场次、典型案例、服务手册等。

举例：

● 项目课程包1个，至少包括5个课程。

● 至少录制完成3个短视频，包括家属照顾经验分享、沟通技巧等。

● 形成家属情绪管理手册一册。

（8）项目预算。即围绕项目整体工作所产生的所有费用，包括项目管理费、项目业务活动费、人员薪酬等。在项目业务活动费这个部分，要按照对应项目具体的每项服务工作所需要的经费而定，一般用表格的形式制定项目预算。

（9）项目监控与评估方案。在完成了上述项目方案内容后，有必要制订相应的监控与评估方案，以在项目实施过程中监控项目计划执行情况，是否需要对项目进行调整等，以及评估项目目标与成效达成情况。

2. 制定项目执行进度表

根据项目各项工作，包括项目宣传与招募、项目具体服务、项目监测、项目阶段总结、项目会议、项目督导、资源整合、利益相关方沟通等，可使用表格制定项目各项工作执行进度表，以明确每项工作的具体执行时间与完成时间，便于进行项目进度监控。

表 7.2　项目执行进度表

项目阶段	主要工作	具体行动	负责人	时间安排

表 7.3　项目执行甘特图

项目工作板块	目标	工作大项	工作细项	负责人	时间											
					1月	2月	3月	4月	5月	6月	7月	8月	9月	10月	11月	12月
项目宣传																
子项目名称1																
子项目名称2																
资源整合																

（三）项目实施

此阶段主要是根据项目执行计划有系统地推进、落实项目各项工作，带领团队处理日常遇到的问题，确保项目的顺利实施。

1. 项目宣传

通过线上、线下的方式组织开展具体的项目宣传活动，让服务对象了解项目的内容和意义。线上的宣传方式包括利用微信公众号、视频号、网站等平台发布有关项目服务的文章、简报、视频等。线下的宣传方式包括特定的项目宣传活动、社区走访派发项目宣传资料等。

2. 具体项目服务的开展

根据项目实施计划组织开展具体的项目服务，以回应服务群体的需求。

3. 项目团队管理

定期开展团队建设活动，增强团队凝聚力，促进团队成员之间的沟通、协作。

定期为项目团队提供督导支持，包括行政督导与专业督导。行政督导是指针对项目的分工、计划落实情况进行的有关跟进与指导工作；专业督导是指针对项目具体实施开展的指导，包括服务的策划、服务的组织带领、服务的总结反思等。

4. 资源整合

积极整合有关资源，包括政府资源和非政府资源。一是通过积极参与政府与非政府的有关项目竞投争取项目资源；二是积极与相关的部门、单位合作，共同开展项目服务。

5. 利益相关方管理

与利益相关方定期沟通项目有关进度及成效，了解利益相关方对项目开展的意见建议。

6. 工作总结、提炼

项目服务模式探索及提炼，在项目实施过程中将项目做法及时进行整理、总结、提炼。

（四）项目监测

指定期跟踪、审查和调整项目的实施情况，收集信息资料，了解工作是否按原计划进行。在监测过程中，如果发现实际情况与原计划出现偏差，则需要找出原因，以便必要时进行及时的调整及改进。

1. 监测内容

包括项目经费的使用情况、项目服务的进度情况、项目内容是否达标、产出是否符合要求、活动与目标的紧密度、服务手法是否合适等，同时对团队管理、关系管理、资源管理、传播管理等进行监测。

2. 监测时间安排

可以按照月份、季度、年度时间节点进行监测，根据监测的内容还可以每个星期进行监测，也就是说针对不同的监测内容会有不同的监测时间。

3. 监测的方式方法

定期收集所需资料，比如周报表、月工作总结；以督导或者会议的形式进行监测。

4. 常用的监测工具

项目进度监测表；月度服务量完成情况表；月度会议报告表；半年服务自评表；季度工作总结；督导记录表；会议记录表；项目财务监控表。

表7.4 项目监测机制编制范例

	监测内容	监测者	监测对象	监测形式与工具	时间安排
预算	活动经费	财务主管	项目主管	项目经费月度监控表	每月1次
进度	工作指标完成情况	项目主管	项目成员	督导、项目会议、项目月度报告表	每月开展
表现	项目成效	项目主管督导	项目成员	督导、现场观察、活动总结	活动现场活动结束1周内

表 7.5　项目执行进度监控表

工作细项	时间																							
	1月	执行情况	2月	执行情况	3月	执行情况	4月	执行情况	5月	执行情况	6月	执行情况	7月	执行情况	8月	执行情况	9月	执行情况	10月	执行情况	11月	执行情况	12月	执行情况
辅导个案																								
小组活动																								
……																								

5. 项目变更

在项目各项工作推进过程中，最理想的状况是按计划执行，但由于客观与主观因素的影响，项目推行过程中难免会出现一些实际与计划偏离的情况，这时就会涉及项目变更，需要从行政上处理这些变更，先向上级提出变更申请，批准后方可行动。对于项目管理者，这个变更申请的过程非常重要，因为这样可以证明变更决定是经过批准的。常见的变更情况有：服务对象及人数、服务区域、服务需要、服务目标、项目人员、服务内容等，特别的项目变更可能会涉及项目撤销。当项目需要作出某些变更时，需要填写项目变更申请，一般包括变更事项、处理与建议、跟进人等，如果项目变更涉及某些项目相关方，则需要与其沟通。项目变更申请流程：中心主任/项目主任审批—区域主任/服务主任审批—部长审批—总干事室审批。

表7.6 项目变更申请表

填表人：   填表时间：

项目编号及名称		变更申请人	
所在中心/领域			
原项目信息	(需将原项目计划以附件形式一同提交)		
变更内容说明			
变更依据或原因			
中心主任/项目主任意见			
部门主管批示			
总干事室审批			

表7.7 项目撤销申请表

填表人：   填表时间：

项目编号及名称		申请人	
所在中心/领域			
原项目信息	(需将原项目计划以附件形式一同提交)		
撤销原因	(相关证明材料请以附件形式一同提交)		
项目撤销可能导致的影响			
撤销后续的跟进处理			
中心主任/项目主任意见			
部门主管批示			
总干事室审批			

(五) 项目评估与总结

1. 何为评估

评估是一个数据整理的过程，包括收集大量数据，并对其进行分析、合成，之后形成一个总体的价值判断。评估是为了确保服务达到预期的目的，向资方展示项目成效，改善服务的推行。

2. 评估的类型

（1）成果评估：关注方案究竟提供了何种服务及多少服务；反映服务提供或运作过程的状况；对服务产出进行说明。

（2）过程评估：整体来讲就是在服务开展的过程中，各项要求、指标是否符合初始订立的标准，包括：服务目标、服务对象、人员数量、满意度等。

（3）成本效率评估：确认服务的单位成本，说明成本产出比；资源运用的效率；达成某种规模利益所使用的成本是否合理；是否有其他途径可以用较少的成本产出相同的利益。

（4）成效评估：确认方案成效目标的达成程度，是否为服务对象带来正向的改变。

3. 评估方案设计

以项目成效评估为例，评估方案设计可以分为三步：第一步，在策划项目时，先设定项目目标、评估指标、评估方法；第二步，在实施项目时，选用适合的评估方法，收集评估相关资料；第三步：项目收尾时，以所设定的评估指标为基准，把实际完成情况与预计情况进行对比，评估项目是否达成目标。

4. 评估方法和评估工具

（1）常用的评估方法包括调查研究法、前后测、观察法、访谈法、分析法、焦点小组等。

（2）常用的评估工具包括问卷、量表、观察表、访谈提纲、项目方案、监测报告、活动总结报告等。

5. 项目总结

在整个项目结束前或者结束后，通过组织召开项目总结会议、项目服务报告会、退修营等整体回顾总结项目实施情况，总结项目经验，撰写项目总结报告。一份完整的项目总结一般包括以下几项内容：

（1）项目基本情况：包括项目名称、项目周期、项目资金、服务对象、报告人等。

（2）项目概述：包括项目实施的背景、要解决的社会问题以及期望实现的目标等。

（3）项目完成的情况：一是项目所开展的服务有哪些，服务对象在服务中的参与、投入情况如何；二是项目指标完成情况如何，是按指标完成、超指标完成还是没完成指标，如果是没有完成指标，原因是什么。

（4）项目产出及成效：一是服务成效，即各项目服务目标达成情况，是完全达成、基本达成还是没有达成，对服务对象的需求满足情况，服务对象的生理-心理-社会功能的改善情况等；二是项目产出，项目具体完成了多少服务，服务了多少服务对象，形成了哪些服务产品；三是项目满意度，服务对象对项目整体的满意度如何，包括对服务的内容、形式、时间、场地安排、社会工作者的态度与专业能力的评价反馈情况。

（5）项目经验：即通过对项目进行盘点，总结好的做法，形成经验分享，如项目服务方式新颖、项目监控到位、项目团队定期召开项目会议、注重成果研究提炼了多篇成果文章并在专业刊物上发表等。

（6）存在问题及改进建议：项目执行过程中遇到的困难和挑战，如评估方法单一、每次服务后检讨不足、项目宣传力度和载体不够等，在描述了存在问题之后，还需要对应说明改进的建议或改进方式。

（7）项目未来展望：即对项目未来持续开展的一些设想或者规划。

三、深圳正阳精神障碍康复服务项目

深圳正阳自 2016 年开始承接精神健康服务项目至今，已有 5 个精防团队分布在深圳市 4 个区，团队始终秉承"公益为民、帮困匡弱、激能自助、共建和谐"的服务理念，以康复服务需求为导向，开展多样化社区康复服务，旨在激发精神障碍康复者潜能，消除社会歧视，帮助精神障碍康复者融入社会，同时注重精神障碍康复者家属减压服务及青少年心理健康教育。团队依托服务项目化运作的工作模式，至今已面向精神障碍康复者、家属及社会大众开发多个项目，分别是精神障碍康复者义工项目、社区精神健康宣传教育项目、青少年精神健康教育项目、精神障碍康复者家属助力计划项目。

案例一：精神障碍康复者项目案例

"夜空中最亮的星"：精神障碍康复者义工项目

一、项目背景

因社会污名化、精神障碍康复者自我污名化、精神疾病知晓率低等，精神障碍康复者在社区生活中面临重重障碍。精神障碍康复者被排斥的新闻屡见不鲜。例如，2019年7月22日，深圳某公租房业主抵抗15户自闭症家庭入住，称这些精神障碍康复者会威胁他人生命安全。但在精神卫生社会工作者的服务观察中，发现在社区生活的精神障碍康复者病情大多处于稳定期，个人生活功能、沟通表达能力、人际交往能力等比较完善，且能胜任许多工作。

传统的精神康复服务以治疗为导向，以病情控制、症状治疗为目标，精神障碍康复者被动接受康复医疗服务。为了让精神障碍康复者对社区生活更有参与感，且能发挥自身优势，慢性病防治院精防团队开展"夜空中最亮的星"精神障碍康复者义工服务项目，主要以L区15岁以上的严重精神障碍患者为服务对象，组织病情相对稳定、有行动能力的精神障碍康复者走出家门，参加医院组织的义工服务，提升精神障碍康复者的社会参与度和融入度。精神卫生社会工作者通过整合慢性病防治院、社区党群服务中心、义工联等社会资源，为精神障碍康复者提供义工服务平台和机会。在义工服务过程中，促进精神障碍康复者对环境资源和机会的运用，提升自我效能，实现自我价值，进而使精神障碍康复者更好地进行社区康复，融入社区生活。

二、需求分析

深圳市精神卫生信息系统数据显示，L区在管精神障碍患者6673人，规律服药患者占全区在管人数的81.56%，病情稳定的精神障碍康复者占全区在管人数的 96.02%。由于社区的康复资源比较少，病情稳定的精神障碍康复者在社区生活都比较单一，大部分在家待业，无处可去。病耻感和自卑心理让精神障碍康复者在社会参与过程中出现退缩现象，缺乏社会互动，精神障碍康复者的自我效能感低。加之社会大众对精神障碍康复者的认知偏差，精神障碍康复者整体的社会形象欠佳。

近几年随着精神卫生服务理念的转变，精神障碍康复者社会工作服务开始关注其优势并创建平台发挥其优势。在服务过程中尊重精神障碍康复者的个人价值，发挥其个人潜能和资源优势，不断发展、提升精神障碍康复者的效能感。通过义工服务链接社会资源，增加精神障碍康复者的社会互动，帮助其重拾回归社会的信心。

三、项目目标

1. 组建精神障碍康复者义工服务队伍

在服务过程中发现精神障碍康复者的优势、潜能和个人能力，组建精神障碍康复者义工队。推动形成精神障碍康复者主动提供服务的康复方式，鼓励精神障碍康复者多走出家门，多与社会环境积极互动。

2. 提升精神障碍康复者自我效能，促进其社会功能康复

通过对精神障碍康复者进行义工培训，增强精神障碍康复者的个人服务能力，推动精神障碍康复者发挥自身优势和能力，为其他精神障碍康复者或社区居民提供义工服务，提升自我效能，实现自我价值。

3. 整合资源提供自我服务平台

结合家属资源活动中心日常活动，招募精神障碍康复者义工协助社会工作者开展活动，创建自我服务平台；同时链接社区内公共资源，如图书馆、社区党群服务中心、职康等，开展义工服务，增加精神障碍康复者与社会的互动。

四、项目实施

从优势视角出发，鼓励精神障碍康复者走出家门参加社区康复活动，在活动过程中挖掘社会功能较强的精神障碍康复者，组建成精神障碍康复者义工队伍。通过开展义工培训、社区义工服务，使精神障碍康复者掌握相关技能，提升其服务能力（增能），引导和推动精神障碍康复者义工自

主策划和开展精神障碍康复者或居民活动（赋权）。增强精神障碍康复者自主解决问题、人际交往等能力，从而提升精神障碍康复者信心，提高其自我效能，实现自身价值。

项目实施分为5步走，行动策略如下图所示。

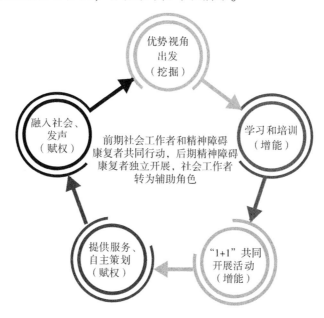

第一步：精神卫生社会工作者定期组织开展康复活动，吸引精神障碍康复者走出家门参与服务。

第二步：精神卫生社会工作者在平时的康复服务中，发现病情稳定、社会功能较强、参与度较高的精神障碍康复者组建义工队。

第三步："1+1"共同开展服务，即精神卫生社会工作者加精神障碍康复者义工共同开展服务。一方面，精神卫生社会工作者开展定期的义工培训，提高精神障碍康复者对义工服务的理解和认识，并学习一些服务技巧；另一方面，精神卫生社会工作者在服务策划、物资购买、场地安排、活动带领等环节带领精神障碍康复者义工共同进行，锻炼和提升其服务能力。

第四步：在精神障碍康复者义工经验和技巧达到基本的服务要求，有能力可以独立策划活动时，跨出自我服务的第一步，并尝试在社区公共场所（如图书馆、党群服务中心、慢性病防治院门诊等）开展义工服务，服务社会大众。在服务结束后，精神卫生社会工作者带领精神障碍康复者义工进行经验总结，并反思服务过程中的不足和改进方法，强化精神障碍康复者义工的服务意识和能力。

第五步：在总结表彰等环节中，引导精神障碍康复者看到自身的优势和能力，提升自我效能感。精神障碍康复者在义工服务中发光发热，以新的形象展示在社会大众面前，真正融入社会中，有机会能在社会倡导中发出自己的声音。

简言之，在项目开展前期，精神卫生社会工作者与精神障碍康复者义工一同开展服务，并在服务过程中进行服务培训和经验积累，提高精神障碍康复者对义工服务的了解和认识，并在此过程中提升精神障碍康复者的服务能力。到项目后期，当精神障碍康复者义工服务经验积累到一定程度，服务能力也能满足基本要求时，引导精神障碍康复者自主策划活动开展义工服务，精神障碍康复者义工作为主导角色，精神卫生社会工作者转为辅助角色。

五、项目成效评估

通过问卷调查、资料点存和访谈，评估精神障碍康复者义工项目的满意度和服务成效。首先，采用自填式问卷或结构式访问的方法，系统地、直接地从精神障碍康复者义工那里收集资料。通过设计问题表格，用书面形式收集材料，了解精神障碍康复者义工的满意度、需求、成长情况等内容。其次，查阅关于精神障碍康复者义工服务的活动资料，查阅活动报告、服务记录和精神障碍康复者发言记录，了解服务成效和精神障碍康复者义工参与活动的感受。最后，访谈所有的精神障碍康复者义工，结合义工活动结束后进行的 AAR 分享，了解精神障碍康复者参与义工服务后的成长和心理变化。

通过以上的调查，评估到精神障碍康复者义工项目在以下几个方面服务成效显著。

1. 精神障碍康复者自我效能提升

精神障碍康复者义工能在培训中学习到服务技巧，如电话沟通技巧、服务礼仪、服务用语等，并能在"1+1"精神卫生社会工作者加义工的服务过程中不断了解和学习义工服务的内涵，培训成效显著。此外，在义工表彰环节，通过聘书、表彰的形式，肯定精神障碍康复者义工的付出和能力，增强精神障碍康复者义工对自身优势的认识。能力的提升让精神障碍康复者在义工服务过程中更有自信，能不断看到自己的优势和能力，对未来的康复更有信心。

2. 精神障碍康复者自身优势发挥

精神障碍康复者义工在了解自己能力的基础上领取合适的服务内容，例如，有些精神障碍康复者义工在电话沟通上比较擅长，那么活动筹备前的报名信息收集和联络沟通则交给这些义工；一些义工在金钱管理和分配方面比较擅长，则会安排其与精神卫生社会工作者共同购买活动物资。社会工作者在组织和策划义工服务的过程中，也会根据精神障碍康复者的个人能力优势进行任务安排，保证每位义工能发挥优势完成义工服务。同时开展自我服务，由精神障碍康复者义工策划美食、电影、团建等活动，将所学义工服务技巧运用到自身，实现助人自助。

3. 精神障碍康复者精神疾病症状得到缓解

义工对于精神障碍康复者而言是一种角色转换，服务过程中精神障碍康复者会更专注于服务内容及完成服务任务，故有精神障碍康复者坦言在义工服务过程中感觉更好。例如，在城市美容清洁活动中，义工 WWQ 表示："做清洁的时候感觉好一些，听不到一些声音了。工作起来的时候那些声音就小了，听不到了。以后还会继续坚持做义工服务，多来参加活动，找些事情做，那些声音对自己的影响就会小一点。"

4. 精神障碍康复者社会交往拓宽

该项目不仅发挥精神障碍康复者义工的优势和能力，也拓宽了精神障碍康复者的社会交往圈子。本项目不仅链接社会公共资源，也会定期开展团建活动，一方面让精神障碍康复者了解社区资源；另一方面通过团建让精神障碍康复者义工有归属感，拓宽精神障碍康复者社会交往圈子，增加其社会互动。

总之，精神康复服务需要看到精神障碍康复者的优势，提升其自我效能感，减少病耻感和社会歧视。该项目在发挥精神障碍康复者优势的基础上，实现自我服务，开展社会服务，实现助人自助理念。

案例二：精神障碍康复者家属项目案例

精神障碍康复者家属助力计划

一、背景

现如今，精神疾病在人们生活中并不罕见，作为一种慢性疾病，它的治疗和康复是一个漫长而复杂的过程，精神障碍康复者的出院并不代表治疗和康复的结束，出院后仍需要家属花大量的时间，提供护理照顾、支持和指导。从国家卫健委获悉，截至 2014 年底，全国登记在册的严重精神障碍患者达到 429.7 万例，96.9% 的患者病情稳定或基本稳定，其中，初中及以下文化程度患者高达 83.6%。据有关统计，在我国，超过 90% 的精神障碍康复者出院后由家属照顾。

以 L 区为例，由于工业区多，生活成本较低，符合外来务工人员选择居住的普遍条件，这其中就包括大量的精神障碍康复者。近年来迁入 L 区的精神障碍康复者数量有不断增加的趋势，而这些精神障碍康复者背后牵动的又是整个家庭。精神障碍康复者的康复与作为第一监护人的家属的照顾息息相关，而家属在长期的照顾中承受着巨大的心理压力，且缺乏社会的关注，如不尽快为精神障碍康复者家属提供舒缓压力的平台与社会网络支持，不仅不利于精神障碍康复者病情的康复，更会衍生出家属的心理问题，进而演变成严重的社会问题，最终影响社会和谐。

社会工作团队通过问卷发放及访谈的方式对 L 区及 H 区 400 多名精神障碍康复者家属开展了需求调查，调查结果显示，约 60% 的家属照顾精神障碍康复者达 5 年以上，家属年龄集中在 30 岁至 60 岁；大部分家属在照顾精神障碍康复者过程中承受着巨大的心理压力，包括长期照顾精神障碍康复者感到身心疲惫、精神障碍康复者长期无法治愈导致的无助感、他人的看法或眼光带来的压力等，而家属缓解压力的途径也较少；在对精神疾病的了解程度上，只有 10% 左右的家属是非常了解的；而在与精神障碍康复者的日常沟通方面，将近60%的家属希望学习沟通技巧，以便与精神障碍康复者更好地沟通。

二、需求分析

综合需求调查统计分析结果，精神障碍康复者家属的需求表现在以下几方面。

1. 精神健康知识学习的需求

家属能够正确看待精神障碍，让精神障碍康复者有一个良好的家庭康复环境，正向促进精神障碍康复者的康复。

2. 管理不良情绪及排解压力的需求

家属的不良情绪会影响自身的身心健康，同时也会影响精神障碍康复者的康复；而压力长期得不到排解会积压，严重的会形成心理疾病，影响家属的身体和心理健康。

3. 提升照顾知识与技巧的需求

包括精神障碍病理知识、家庭护理技巧、危机干预知识及技能、沟通技巧等。

4. 提升自信心与自我价值感的需求

长期照顾精神障碍康复者产生的无力感及他人异样眼光带来的压力严重影响着家属的心理健康，需要通过自我价值的实现来提升其自信心与自我价值感。

5. 社会支持网络建立的需求

家属在日常的照顾工作中经常是单打独斗，常常会感觉身心疲惫及无助，需要有关的社会支持网络，如家属互助组织、外部支持资源等来增强其社会支持。

三、受益人群及数量

直接受益人群：L区、H区精神障碍康复者家属，受益人数200人。

间接受益人群：L区、H区精神障碍康复者、社会大众1000人。

四、项目目标

1. 总目标

为精神障碍康复者家属搭建相互支持的平台，加强家属之间的互动与交流，增进家属间的相互支持，提升精神障碍康复者家属的心理承压能力，促进家属的身心健康，提升家属的照顾技巧和能力，建立家属联盟会，发挥家属潜能及优势，推动家属之间的互享、互助。

2. 具体目标

（1）75%以上的参加者能够学习并掌握至少 2 种排解压力的方式或方法。

（2）70%以上的参加者能够学习并运用至少 3 种情绪疏解的方法或技巧。

（3）70%以上的参加者能够掌握至少 4 种照顾精神障碍康复者的知识或技巧。

（4）70%以上的参加者能够学习并运用至少 3 种与精神障碍康复者沟通的方法或技巧。

五、项目设计思路

本项目采取"舒缓压力—发现优势—增能—构建社会支持"的服务模式，从家属的个人心理压力、照顾技能、家庭沟通、社会支持等多维度介入，开展心理健康促进、照顾技巧及能力提升、家属联盟互助、资源整合、公众倡导等服务，协助家属获得有效照顾经验，提升家属的照顾技巧，了解更多政策信息，从而协助家属缓解心理压力，促进家属与患者有效沟通，整合更多资源，营造友好的社会环境，以"整合式"工作模式，保障精神障碍康复者康复水平的提升。

具体实施由机构的四个精防团队开展，项目秉持正阳机构"公益为民、帮困匡弱、激能自助、共建和谐"的服务理念，以社会支持理论、复元模式、增能理论为指导，通过开展心理健康促进、照顾技巧及能力提升、家属联盟互助、资源整合、公众倡导等服务，提升家属的照顾、沟通技巧和能力，协助家属获得有效照顾经验，了解更多政策信息，从而协助家属缓解心理压力，促进家属与患者有效沟通，整合更多资源，营造友好的社会环境，建立家属联盟会，发挥家属潜能及优势，推动家属之间的互享、互助。

六、项目理论模式——社会支持网络建设

社会支持理论指导社会工作者针对服务对象正式与非正式的支持网络

进行强化，使每个支持网络能够作用于服务对象，通过提升能力、获得资源等来应对自身的困境。其中，正式资源包括政策支持、社会工作者支持、医生支持等，非正式支持包括家人、义工、服务对象自身等。社会工作者前期调研发现，精神障碍康复者家属因为缺乏心理疏导技巧、照顾技巧与精神障碍康复者沟通技巧、精神疾病康复知识，加之社会歧视的存在，出现了较大的心理压力。基于此，我们希望通过"家友联盟"家属助力计划，提供家属心理健康促进、家属照顾技巧及能力提升、家属自助互助、义路同行、资源发掘与整合、社会公众倡导等服务，提升家属照顾技巧及能力，助力家属心理健康和压力缓解，推动家属相互支持、相互交流，整合各方资源，倡导社区友好建设。

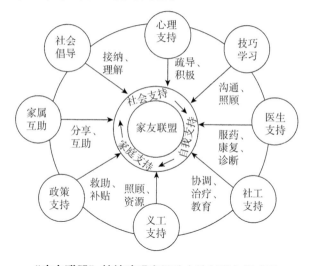

"家友联盟"精神障碍家属助力计划服务模式图

七、项目执行情况及项目服务成效

项目通过形式多样的服务回应精神障碍康复者家属的需求，具体服务成效如下。

（1）精神障碍康复者家属的不良情绪得到了疏导，照顾压力得到了缓解。项目通过组织精神障碍康复者家属开展情绪管理、心理健康、茶话会、减压、手工等讲座或活动，推动精神障碍康复者家属参与社区活动，一方面，为精神障碍康复者家属提供了倾诉与交流的平台，让精神障碍康复者家属能够有空间和时间将自己的困扰进行倾诉，不良情绪能够得到宣泄，倾诉与宣泄本身就具有治疗的作用；另一方面，家属在参与各项服务过程中，能够通过知识与技巧的学习，对自我的情绪、压力等心理状况有更为全面客观的认识，学习到如何缓解及调适自己的不良心理状况，提高自我情绪管理，并掌握压力调适的方法与技巧。在项目结束后的评估中发现，参与的家属有80%以上在接受了项目服务之后，掌握了2种以上的排解压力的方式方法，如积极参与社会工作者组织的减压活动、主动找亲友或社会工作者倾诉、将所学的减压技巧（深呼吸、在家里做手工转移注意力等）运用到日常生活中。

（2）精神障碍康复者家属增加对精神疾病知识的学习、对照顾技巧的掌握。项目通过组织开展护理教育活动、康复护理讲座、康复知识小课堂、技能康复活动及定期家访等，联合社康医生为精神障碍康复者家属讲解精神障碍康复者居家服药、复发征兆、家庭护理等知识，并就精神障碍康复者家属在监护和护理精神障碍康复者过程中遇见的困难和问题提供对策建议，从而协助家属了解精神障碍康复者的心理、家庭康复的方法、积极配合治疗的重要性，协助家属认识到好的家庭环境（包括外在环境）与家庭氛围等家庭照顾要素，了解精神疾病病发前的状态，了解精神康复的基本原则、服药的注意事项，了解相关政府福利政策等。项目后期的调查数据显示，超过80%的家属参与者掌握了至少4种照顾精神障碍康复者的知识或技巧。

（3）精神障碍康复者家属的沟通技巧得到了提升。项目通过组织开展家属互助小组、交流分享、个别化辅导等，让精神障碍康复者家属学习有关沟通的方法与技巧，提升家属的沟通能力，从而帮助家属减少不良情绪的影响，也能改善家属与精神障碍康复者的关系，为精神障碍康复者创造更有利的家庭康复环境与氛围。通过调查，在项目结束后，参与的家属中超过70%表示学习并运用了3种与精神障碍康复者沟通的方法、技巧，具体有注重倾听、积极反馈、表达同理等。

（4）在精神障碍康复者家属中建立了互助组织，构建了精神障碍康复者家属支持网络。项目通过开展系列服务，组织精神障碍康复者家属一同参与，包括家属互助小组、讲座、户外活动等，让家属能够找到与自己境况相似的朋友，通过参与这些活动，精神障碍康复者家属可以相互倾诉、相互交流分享与支持，在遇到困难、感到压力大的时候，可以找到其他家属一起探讨方法，从而构建起家属支持网络。

（5）为精神障碍康复者及家属整合、拓宽了资源。项目积极参加外部各项公益创投，并争取到了相应的资金支持，如在2020年"99公益日"线上项目筹款，共筹得46324.39元用于支持精神障碍康复者及家属服务的开展。项目组积极将有关资源进行整理和汇编，并编制了《家友联盟项目资源手册》，手册内容包括政策资源、支援网络、服务场所及公共设施、有关信息平台等，为家属提供了资源寻找的指引。

（6）提升了社会大众对精神障碍康复者及家属的理解和接纳。项目通过开展系列社会宣传倡导活动及拍摄《我为康复者代言》反歧视宣传视频等行动，推动社会关注精神健康，接纳精神障碍康复者及其家庭，提高了社会大众对精神疾病的认识和了解，减少歧视，营造良好的社会康复环境；推动精神障碍康复者及家属参加义工服务，通过发挥精神障碍康复者及家属的个人能力和优势宣传倡导，消除社会大众对精神障碍康复者的歧视。

（7）精神障碍康复者家属高度评价项目服务。项目随机抽取了56名参与项目服务的精神障碍康复者家属进行了满意度调查，调查显示，89.3%的家属对项目整体服务表示满意，82%以上的家属表示项目主题活动符合其需要，89.2%的家属愿意分享照顾经验，91%的家属对于开展疫情防护支援活动表示满意。在活动及家访中了解到，90%以上的参与家属认为通过项目服务感觉得到了关注、支持和尊重，项目对自己有切实的帮助。

八、项目反思

（1）服务中社会工作者观察到，活动虽然针对家属，但由于家属参与活动后精神障碍康复者就无人照顾，所以有部分家属会带着精神障碍康复者一起参加活动。今后可以考虑设置一些精神障碍康复者与家属一起参加的活动。此外，有部分不适合一起参加的环节，可以进行分流，或另外设置一些可供精神障碍康复者参与的环节。

（2）此项目服务的主要目的是减轻精神障碍康复者家属的压力，提高其与精神障碍康复者沟通的能力，增强其康复照顾知识和技能，使其更好发挥家庭支持功能；推动精神障碍康复者家属群体互享互助，并链接社会资源，提高精神障碍康复者家属的社会支持。活动中涉及情绪宣泄及互帮互助的环节，会出现家属过度宣泄的情况，所以在家属宣泄照顾压力时，也需引导家属分享缓解压力的方式、方法，现场参与者可给出一个建议、一句鼓励的话，避免过度宣泄带来群体负面效应的情况。

（3）家属作为精神障碍康复者的第一照顾者，对于精神障碍康复者的康复进程是非常重要的。家属在每日的照顾中所产生的情绪、压力需要得到及时的疏解，同时在精神障碍康复者康复方面，家属需要学习相关的康复知识与技巧，这样才能更好地推进精神障碍康复者的康复进程。

（4）帮助家属了解精神疾病及成因、药物治疗、康复途径、日常相处技巧及心理调适方式等，通过家庭的力量，搭建自助互助平台，在缓解自身照顾压力的同时，帮助精神障碍康复者早日康复，提升家庭生活品质；创造良好的家庭康复环境，从而有效降低精神障碍康复者由于疾病复发而出现肇事肇祸行为的发生率，促进和谐社会建设。

案例三：公众精神健康项目案例

社区精神健康宣传教育项目

一、项目背景

心理健康话题在近年被提及得越来越多，但是社会大众对于相关知识了解较少，同时也影响精神障碍康复者的社会融入。项目团队的调查显示，50.51%的人表示自己不清楚是否抵触与康复人群接触，面对未知的人群，社区居民即使想要接纳精神障碍康复者，也因为不了解而望而却步。

本项目相信"接触是解决恐惧最好的工具"，遂通过构建"精神堡垒计划"，整合专业的精神科医生、资深精神卫生社会工作者共同研发有关精神健康的课程，以"送课进社区"的形式致力于宣传有关精神疾病知识，提升精神健康知识的普及率，让更多的人了解精神疾病，懂得自查，懂得如何与精神障碍康复者相处；同时，通过"零距离计划"，创造机会让精神障碍康复者与社区居民共同互动交流，将精神障碍康复者去妖魔化，为精神障碍康复者进行社区康复创造和谐友善的社区环境。

二、需求评估

为了能够更精确掌握社区居民的需要，项目团队在 BL、YS、LG 3 个街道做调研，发现以下问题。

1. 居民缺乏了解知识渠道

社区居民对于精神障碍相关知识（如精神障碍预防和识别、轻性精神障碍、重性精神障碍等）了解较少，有获取知识的需求，但是没有合适的渠道可以供他们咨询了解。

2. 居民缺乏与精神障碍康复者接触的机会

社区居民了解有关精神健康知识和精神障碍康复者的渠道更多是来源于宣传折页、精神卫生社会工作者开展的宣传活动，没有与精神障碍康复者正面接触的机会。

3. 精神健康社区教育内容匮乏，形式单一

现有的精神健康和心理健康宣传教育活动内容匮乏，形式单一，多是以讲座、培训的形式开展，宣传深度不够，导致精神障碍康复者群体在社会融入方面一直存在很大障碍，所以精神健康的宣传形式亟须转变创新。

三、项目目标

1. 提升社区居民知识储备

研发出一套针对社区居民进行精神健康宣传的生动有趣、易于理解和接受的课件，提升社区居民对精神健康知识的了解程度，增加知识储备；同时针对 L 区 3 个街道的居民开展精神健康知识的宣传教育，使其懂得如何自查。

2. 创造机会，促进融合

通过"零距离"项目的运营，创造机会让精神障碍康复者与居民接触，让社区居民更近距离地了解精神障碍康复者，提高对精神障碍康复者

的接纳度，并懂得如何与精神障碍康复者接触。

3. 创新宣传方式，提高项目持续性

项目通过较有创新性的套课和富有互动性的主题节目，完善宣传内容和宣传形式，形成独立模块，使社区居民拥有更加丰富多彩的体验，使最少 50 名精神障碍康复者能够与社区居民一起举办活动，增加宣传的内容涵盖，丰富宣传的形式，提高项目在社区的可复制性，为项目的可持续发展奠定基础。

四、项目过程

1. 第一步：项目筹备阶段

（1）问卷调查。前期通过调查问卷了解社区居民对于精神疾病的了解程度，了解社区居民对于精神障碍康复者的了解和接纳程度。

（2）制订讲座计划。制定讲座各板块方向，进行内容设计。

（3）联络街道，招募社区骨干。联络意向合作街道，提前接洽并寻找有意向的社区居民及精神障碍康复者家属、能力较强的精神障碍康复者，组建表演队伍。

2. 第二步：项目运营阶段

（1）主题节目编排。邀请参演义工加入特色课程的编排中，形成精神堡垒中的"零距离计划"主题节目系列。

（2）实施"精神健康堡垒计划"。全区选出 3 个街道作为试点街道，将设置好的五大课程送入社区，由浅入深地让社区居民了解有关精神健康的相关知识，打造精神堡垒。五大课程内容为：课程一，什么是情绪；课程二，心理疏导及减压技巧（纯互动）；课程三，轻性精神疾病初探；课程四，重性精神疾病初探；课程五，请你走近我。

（3）实施"近距离计划"。邀请精神障碍康复者和居民义工参与互融节目的编排，形成四个特色节目，拉近社区居民和精神障碍康复者之间的距离，减少社区居民的误解，消除歧视，营造友好的康复环境。四个节目为：节目一，朗读者节目；节目二，故事会；节目三，脱口秀；节目四，角色扮演。

（4）实施"零距离计划"。邀请精神障碍康复者、家属和居民义工共同完成剧本的角色扮演，并在社区演绎节目。

3. 第三步：项目总结阶段

（1）提炼服务经验，总结模式。将本项目中的一些服务经验和较实用的模式凝练成文字，形成经典案例和项目服务成果册。

（2）开展项目总结评估。项目总结阶段完成季度简报、项目成果册、项目总结报告及评估材料，从过程、成效、经费使用等几个方面展开评估，以便后续项目的改进及持续跟进。

五、项目成效与反思

1. 项目成效

形成包括什么是情绪、心理疏导及减压技巧（纯互动）、轻性精神疾病初探、重性精神疾病初探、请你走近我五大专业课程，提升社区居民对精神健康知识的了解程度，增加了他们的知识储备；并将课程送入学校、企业等重点人群场所，惠及青少年学生及家属、精神障碍康复者及家属以及企业员工，大大提升了 LG 区居民的知识储备。

项目服务期间，形成了"零距离"项目工具包的打造，包含便笺、漫画、拼图等形式，生动幽默地展示了项目内容及相关知识。

2. 项目反思

由于社会大众对精神健康相关知识了解甚少，所以团队在推行本项目的时候面临很多困境，比如社区居民的不理解、学校资源不易链接等，需要社会工作者秉持专业思维，逐步落实。

推行本项目时，正是新冠肺炎疫情暴发最严重的时候，而且前期所有设置的活动基本上是线下的形式，疫情的暴发阻碍了执行的步伐。面对严峻的社会环境，团队内部决定将所有的活动改为线上开展，这种模式对于许多没有手机或者不会使用手机的人群来说，很难参与活动，此时动员他们的家属就成为我们工作的一项内容，令人惊喜的是这种形式反而拉近了大家的距离。

本项目的"零距离计划"未被完全落实。"零距离计划"的实施是建立在"精神堡垒计划"实施的基础上的，遂在"精神堡垒计划"未完全实施成熟的阶段不宜开展本计划，接下来在后者实施的基础上会逐步落实本计划。

案例四：学校精神健康教育项目案例

"七彩健康梦"：青少年精神健康教育项目

一、项目背景

通过精神卫生系统数据及日常精防工作了解到，LH 区共有精神障碍康复者4194 名，其中 18 岁及以下的精神障碍康复者 486 名，占比超过10%，且在已经成年的患者中有一部分人于青少年时期就开始患病。

青少年由于心理不够成熟，受到刺激容易产生心理畸变，诱发精神疾病。而精神疾病对大众而言是难以启齿的疾病，病症出现后往往得不到及时发现和科学治疗。精神疾病如果得不到及时恰当的治疗不仅会影响青少年自身的发展，还会产生严重的社会问题。精神疾病作为一种慢性病，越早进行干预和治疗，康复的概率也就越大。

二、需求分析

LH 区精神卫生防治系统数据显示，青少年患病数量呈不断上升的趋势。青少年缺乏对精神疾病的了解和认识，在出现情绪消沉、精神忧郁等精神问题后，容易出现逃避、否认等应对方式，对个人、家庭、社会都会产生负面影响。一是对青少年个人而言：发病后救治不当、不及时会导致无法正常进行学业，甚至给整个人生带来严重打击；二是对家庭而言：经济负担加重、家属照顾压力增大、家庭完整性受到挑战等；三是对社区和社会而言：社会抚养负担增加、肇事肇祸的危险增大、管理压力增大。

三、项目目标

1. 总体目标

通过精神健康讲座、情景模拟、社会宣传、心理剧等形式加强在校中学生对精神健康的关注，提升中学生对精神疾病的认识，推动中学生进行自主宣传，减轻对精神障碍康复者的歧视与疏离，构建良好的社会康复环境。

2. 具体目标

（1）通过精神健康宣传服务，提升中学生对精神健康的关注度。

（2）通过讲座、宣传册、宣传视频、比赛等，提升中学生对精神疾病基础知识的认识。

（3）协助中学生用正确的方式宣泄压力和情绪，掌握保持精神健康的正确方法以及减少对精神障碍康复者的歧视。

（4）成立中学生精神健康宣传小队，进行精神健康社会宣传行动，共同营造良好的社会康复环境。

四、项目过程

序号	活动名称	活动地点	活动对象	服务人数	活动宣传内容
1	"七彩健康梦"青少年精神健康教育项目启动仪式	HD书院	在校学生	202人	现场不仅有激烈的知识抢答环节，社会工作者还用各种道具，结合相关精神卫生知识，加上有趣的环节设计，用摊位游戏来寓教于乐。通过游戏，参加者知道了各类精神障碍及症状，认识到重性精神障碍与其他精神障碍的区别，还模拟了"幻听"状态的体验。最后，大家一起在"七彩愿望树"上留下自己的印记，许下共同学习精神健康知识的承诺
2	青少年精神健康教育宣传之街访视频拍摄	深圳ZX书城、购物公园、HD书院	居民、在校学生	40人	在街访拍摄中，许多受邀者了解到活动的内容和目的，都认为该活动具有较大意义并愿意参与采访；而在接受采访后，绝大多数受访者表示愿意继续关注青少年精神健康、了解精神疾病知识；超过一半的受访者了解到抑郁症或焦虑症等精神疾病的主要表现；小部分受访者甚至能说出有效帮助青少年缓解负面情绪或心理障碍的方法。本次活动有效推动了参与者对青少年精神健康教育的关注
3	心理加减法，快乐每一天——社区精神健康宣传活动	DL商业中心	社区居民	213人	本次活动，通过联动青少年组队自主开展社区宣传活动，向过往居民普及精神卫生、心理健康相关知识，呼吁居民重视了解青少年心理特点，倡导全社会共同维护和促进青少年心理健康

序号	活动名称	活动地点	活动对象	服务人数	活动宣传内容
4	"七彩健康梦"青少年心理健康教育项目之心理剧体验	HD书院	在校学生	67人	本次活动主要是学生"自己编,自己演,演自己"的形式,演出内容也与学生生活、学习、友情、青春等相关,在心理老师指导下,融入心理学的知识原理和技巧,不仅提升自我表达能力,更能帮助学生建立良好的行为模式。向学生普及了心理健康教育知识,呼吁学生重视自身心理健康,拥有健康快乐的人生
5	青少年精神健康教育宣传之微电影拍摄	深圳ZX书城、购物公园、HD书院	在校学生	12人	很多学校都会对学生进行有关心理与精神健康的教育和宣传,但很少有学生重视并主动去解决自己的心理问题,大多数人在遇到心理创伤时往往选择"扛一下"就过去了。但与身体的伤不一样的是,心理上的伤并不会随着时间推移而真正痊愈,而是一直埋藏在心底,积忧成疾。活动通过招募中学生志愿者进行相关演出及拍摄,形成便于观看、利于传播的微电影,提高公众对青少年精神健康教育的关注,鼓励青少年在遇到心理创伤时敢于求助、改变"扛一下"的想法,形成正确的心理与精神健康认知
6	"七彩健康梦"青少年精神健康教育项目之心理健康知识大比拼	SW学校	在校学生	201人	本次心理健康知识大比拼共邀请学校三个班级参加,每个班级推举五位参赛选手组成一个竞赛小队,分别是"九一飞扬""恒心中队""欢天喜地"。活动通过多途径的宣传、新颖的活动形式、邀请现场同学分享自我收获与感想等方式,让青少年了解心理健康知识,倡导其关注自身心理健康问题,有利于在学生及其家庭中形成号召,为有心理健康问题或有心理障碍的群体营造一个友善和谐的生活环境

序号	活动名称	活动地点	活动对象	服务人数	活动宣传内容
7	"携手同行，预防自杀"DL街道世界预防自杀日宣传活动	DL商业中心	社区居民	108人	在LH区团区委、LH区精神卫生中心和DL街道综治办的大力支持下，"七彩健康梦"项目团队联合DL街道各社康，于9月10日下午5：00—7：00在DL商业中心开展了"携手同行，预防自杀"世界预防自杀日的宣传活动，希望能够通过社区宣传小分队为主导、小分队成员自行参与、社会工作者进行协助的形式，来加强小分队成员对心理健康知识的了解，同时提高居民对自杀行为的认知水平，进而加强对自杀行为的预防
8	"七彩健康梦"青少年精神健康教育项目之心理健康知识板报竞赛	AF实验学校	在校学生	211人	本次竞赛团队主要有4支队伍，分别来自701、702、801、802班，每支队伍由5位"小画家"组成。4支队伍的参赛人员根据自己对心理素养知识的理解和感悟，发挥创意，合作绘制了4幅心理健康知识板报。活动开始，首先由4支队伍分享各自的创作心得和理念，阐述对心理健康知识的理解和想法
9	"七彩健康梦"青少年精神健康教育项目之心理健康知识普及讲座	MZ学校	在校学生	260人	通过对中学生群体进行心理健康知识宣传，有利于帮助学生识别早期症状，让自己及身边的人能够早发现、早治疗；有利于加深学生对有心理健康问题或心理障碍的群体的了解，让学生能够以更加接纳、包容的态度与之接触，帮助他们融入社会。希望通过"做情绪的主人"主题活动的开展，使更多人了解青少年心理健康的重要性，共同推动青少年心理健康教育发展

序号	活动名称	活动地点	活动对象	服务人数	活动宣传内容
10	"七彩健康梦"青少年精神健康教育项目之社区严重精神障碍康复者纪实片拍摄	SW商务大厦、TS社康、LH区精神卫生中心	在校学生、团队社会工作者、精神卫生社会工作者	14人	为推动青少年自主宣传,减少公众对精神障碍康复者的偏见和歧视,增加社区精神障碍康复者的社会支持,9月21日至10月21日,在LH区群团工作部、团区委的指导下,青春家园项目之"七彩健康梦"联合志愿者学生拍摄团队及社区医务人员自主演绎、拍摄关于社区精神障碍康复者康复历程的纪实片。为帮助学生志愿者们更深入地了解精神障碍康复者群体,社会工作者在纪实片拍摄之前向大家详细讲解社区精神障碍康复者的发病症状、疾病治疗、家庭护理知识和日常生活情况,从而使演绎和拍摄尽可能接近实际
11	"七彩健康梦"青少年精神健康教育项目之心理健康知识讲座	XZ学校	在校学生	200人	在校中学生面临着激烈的升学竞争环境,课业压力、心理压力较大,这就使得心理健康教育显得尤为重要。此次讲座邀请到XJY心灵关爱协会会长史老师作为主讲嘉宾,史老师从青少年生理特点、青少年心理特点、什么是心理健康、如何缓解心理压力四个方面向学生普及了相关心理知识。希望学生们能通过本次讲座对自我心理的发展有所了解,正确面对心理问题,缓解压力;同时希望学校、老师、家长能更多地了解青少年的心理特点,和学生更好地交流,倡导全社会共同维护和促进青少年心理健康

序号	活动名称	活动地点	活动对象	服务人数	活动宣传内容
12	心理健康社会和谐，我行动——DL街道世界精神卫生日宣传活动	XLP麒麟博物馆	社区居民	150人	2019年10月10日是"世界精神卫生日"，为普及精神卫生知识，倡导居民关注自身精神健康，营造和谐的社会氛围，10月10日下午，在LH区群团工作部、团区委的指导下，DL街道正阳精防团队携手LH区精神卫生中心、人民医院、各社康中心及HD书院精防知识宣传小队，在XLP麒麟博物馆开展了以"心理健康社会和谐，我行动"为主题的社区宣传活动
13	"七彩健康梦"青少年心理健康教育项目之心理健康知识竞赛	GRT高级中学	在校学生	200人	2019年10月23日下午，由LH区群团工作部、团区委、各街道团工委、深圳市龙岗区正阳社会工作服务中心联合深圳市GRT高级中学开展了青少年心理健康知识竞赛活动，倡导青少年了解和认识青少年阶段的心理特点，提高对心理健康知识的认知度，关注自我的身心健康发展，并能够在心理出现不良情绪和其他困惑时及时寻求帮助
14	"七彩健康梦"青少年心理健康教育项目之心理剧体验活动	JH实验学校	在校学生	50人	通过心理剧演绎的形式，让参与者对常见的校园现象及因其产生的心理健康问题有了更深刻的认识，而且使其了解到遇到问题时解决的途径和渠道，如向老师、朋友寻求帮助等。活动的成效得到体现，学生们和社会工作者的付出也得到了回报

序号	活动名称	活动地点	活动对象	服务人数	活动宣传内容
15	"七彩健康梦"青少年精神健康教育项目结项仪式	HD书院	在校学生	250人	为展示项目活动的成果，巩固活动影响力，倡导学生、家长重视精神健康，营造积极向上的校园氛围，11月25日下午，在LH区群团工作部、团区委的指导下，DL街道正阳精防团队联合HD书院组织在校高一和高二学生、家长及老师开展"七彩健康梦"青少年精神健康教育项目结项仪式

五、项目成效与反思

1. 项目成效

（1）服务产出。"七彩健康梦"项目活动涉及多家学校、商业中心、博物馆、书城等场所，服务2000多人次，开展大型学校宣传活动2场、心理剧2场、心理健康知识讲座2场、知识竞赛2场、板报手抄报竞赛1场、青少年自主宣传活动3场、青少年视频排练3场、制作3部视频和1套漫画册。

（2）服务成效。

①秉持寓教于乐的信念，社会工作者与精防知识宣传小队成员将《心理健康素养十条》内容贯穿于摊位游戏，在共同协作开展活动的同时，不仅能丰富小分队成员课余生活，提升自身对精神健康的认识，也通过自身努力宣传，倡导社区居民重视青少年精神健康，助力营造良好的成长环境。

②通过心理剧活动项目介入学生群体，推动学生群体互相交流学习、互相进步，引导学生以自主、自导、自演的形式展示心理健康知识，让学生更加了解及重视在日常生活中出现心理问题时该如何寻求帮助，从而起到较好的心理辅导作用。

③成立中学生精神健康宣传小队，社会工作者通过引导小分队成员对

视频的故事主线、情节等进行自主设计，充分发挥想象力，与现实生活相结合，并进行自主拍摄，提升中学生对精神健康的关注度，共同营造良好的社会康复环境。

2. 服务反思

（1）值得借鉴与发扬的经验。

一是通过走访强化与团区委、慢性病防治院、街道综治办的关系建立，为服务的开展创造坚实的后备力量。

二是分工与合作。给项目团队成员都赋予相应的角色，加强合作，提高项目团队工作开展的效率。

三是会议制度。在团区委的指导下项目团队召开项目会议，对监控项目进度、交流工作经验起到重要作用。

（2）不足和待改进之处。

一是项目前期链接学校资源较少，后期需加强与学校之间的合作，提前与所开展活动的学校对接完成，以确保活动正常开展。

二是宣传资源较少，需多渠道挖掘媒体宣传渠道，合理寻求团区委、区精神卫生中心及机构内部的协助，积极主动宣传本项目活动，以此进一步向大众倡导关注精神健康。

第八章

严重精神障碍康复者管理中的多部门合作方法和策略

一、深圳市严重精神障碍康复者管理服务机制的发展

《全国精神卫生工作规划（2015—2020 年）》中提到，"到 2020 年，我们的总体目标之一，就是要实现形成政府领导、各部门齐抓共管、社会组织广泛参与、家庭和单位尽力尽责的精神卫生综合服务管理机制。"① 这说明，精神健康服务需要多部门的联合参与。2015 年，《关于开展全国精神卫生综合管理试点工作的通知》发布，明确指出"要进一步健全和完善精神障碍预防、治疗、康复工作体系和服务网络，探索和创新精神卫生工作模式"②。

2015 年 8 月，深圳市开始大力推进多部门精神卫生综合管理试点工作。在试点工作中，逐步明确了各部门的职责，并在街道一级成立精神卫生综合管理小组，在基层社区建立"关爱帮扶小组"制度，形成了由上到下、多方参与的综合管理服务体系。

在国家政策的支持和引导下，深圳市的严重精神障碍康复者管理制度不断发展和完善。2020 年，深圳市卫健等 5 个部门联合发布《关于印发〈深圳市严重精神障碍社区关爱帮扶小组工作方案〉的通知》，进一步明确了社区关爱帮扶小组的职责任务，细化了各部门的工作内容和服务流程，进一步提高了严重精神障碍康复者管理服务质量。

截至目前，在基层的严重精神障碍康复者管理服务中，深圳市主要施行的是"社区关爱帮扶小组"制度。但是，在不同区，这项制度会根据实际情况有所变化。因此，本章提出的"多部门合作方法和策略"以 LG 区为例展开论述，不能完全代表深圳市其他区的现行规定。

---

① 国务院办公厅. 国务院办公厅关于转发卫生计生委等部门全国精神卫生工作规划（2015—2020 年）的通知 [EB/OL]. http：//www.gov.cn/zhengce/content/2015-06/18/content_9860. htm.

② 国卫疾控. 关于开展全国精神卫生综合管理试点工作的通知 [EB/OL]. http：//hghzk. com/content/? 229. html，2021-12-3.

二、严重精神障碍康复者管理服务体系中各部门的职责

(一) 管理层各部门职责

政法委：协调管理；指导督导；机制建设；推动各级各部门工作。

卫生健康委：制定政策规划；患者诊断治疗；患者检出管理；风险评估；健康教育；技术指导和人员培训。

公安局：筛查走访；患者肇事肇祸紧急现场处置和送诊；高风险患者社区监控；强制医疗患者管理。

民政局：贫困精神障碍患者医疗救治和生活救助；流浪乞讨患者救治和送返安置。

残联：精神康复机构建设；贫困残疾精神障碍患者医疗救治和生活救助；精神障碍患者康复和就业安置。

(二) 基层各部门职责 (以社区关爱帮扶小组成员架构为例)

社区关爱帮扶小组成员由政法、卫健、公安、民政、残联各部门的基层工作者及精神障碍康复者家属等多方面人员组成，具体包括社区工作站 (综治) 专干、社区精防医生、社区精神卫生社会工作者、社区民警、社区民政专干、社区残联专干、社区网格员以及患者监护人等，并确定小组组长1名，负责统筹小组工作。

(1) 小组组长："主要负责统筹、协调、推进小组各项工作"[①] (一般由社区工作站分管综治工作的领导担任，或根据实际情况指定人选)。包括组织协调社区资源、召开工作例会、负责上下级沟通、督促指导小组成员履行职责等。

(2) 社区工作站 (综治) 专干："主要负责小组协调联络，落实患者

[①] 深卫健公卫. 关于印发《深圳市严重精神障碍社区关爱帮扶小组工作方案》的通知.

监护责任、协助患者管理和组织开展线索调查等。"① 包括协助组长负责组内成员的沟通联络、牵头落实严重精神障碍患者监护制度、协调社区各部门成员在日常工作中开展严重精神障碍患者线索调查、及时上报疑似患者。

（3）社康中心精防医生：主要负责在社区内开展具体的患者治疗及相关服务，包括患者登记建档、随访管理、服药指导、转诊转介、应急医疗处置、健康体检、个案管理、心理咨询、健康教育、康复指导、信息管理（管理社区精防信息系统账户，牵头开展各部门数据交换）等，为患者提供及时的医疗相关服务。

（4）社区精神卫生社会工作者：主要负责整合社区资源，建立社会支持网络，在为患者及家属提供综合服务中发挥中介作用，"包括协助建档、随访管理、协助转诊转介、资源链接、个案管理、康复指导、心理辅导等服务"。② 在小组中发挥着枢纽作用，为小组联动搭建桥梁。

（5）社区民警：主要负责严重精神障碍患者排查（排查在册及疑似患者，重点排查高风险及失联失访患者）、高风险患者管控、应急处置、患者送诊等工作。

（6）社区民政专干：宣传和落实政府各项救治救助政策，如为贫困精神障碍患者申请生活救助、协助送返或安置流浪精神障碍患者等。

（7）社区残联专干：按照政策规定，协助符合条件的户籍患者申请精神残疾鉴定，同时开展康复救助、教育帮扶、就业支持等工作。

（8）社区网格员："发挥社区'眼线'作用，主要负责居住信息核查，加强日常巡查力度，一旦发现社区高风险、易肇事肇祸患者动向异常情况，立即报告相关部门，做好风险预警。"③

（9）患者监护人和协助监护人：了解相关救治救助政策和基本程序，履行监护职责、配合社区管理。主要负责监督患者服药、督促复诊、日常监护、生活照料、康复训练、发现送治、及时制止危险行为、协助处置被

---

① 深龙精卫联办.关于印发《龙岗区精神障碍患者社区管理工作指引（试行）》的通知.
② 深卫健公卫.关于印发《深圳市严重精神障碍社区关爱帮扶小组工作方案》的通知.
③ 同②.

监护人肇事肇祸、送诊、民事理赔、购买严重精神障碍患者监护责任补偿保险等工作。

三、关爱帮扶小组中精神卫生社会工作者与各部门的合作

（一）联动社区工作站（综治）专干

（1）共同处理辖区患者监护问题。精神卫生社会工作者可将在走访中了解到的辖区患者监护不到位或者实际无监护人等情况及时反馈给社区综治专干。针对监护不力的情况，可与专干一起约谈监护人，强调监护人的责任；若患者实际无监护人，则由专干协调指派监护人或增加协助监护人数量。

（2）了解疑似患者情况，协助建档。当发现疑似患者时，社会工作者需及时和专干交流情况，协助疑似患者尽快按照流程进行诊断，若确诊，则协助其进行建档，纳入社区管理。

（二）配合社区精防医生

在严重精神障碍管理服务中，精神卫生社会工作者联系最紧密的就是精防医生，很多工作需要双方配合完成，具体包括：

（1）共同开展社区随访、个案管理、康复指导、心理辅导、应急医疗处置等服务。在日常工作中，社会工作者通常会和精防医生一起随访辖区患者，并根据患者实际情况提供康复指导（医生着重给予用药指导，而社会工作者则侧重于促使患者改善家庭康复环境、改善个人不良生活习惯、拓展人际交往等）、心理辅导；对于一些特殊患者，社会工作者会和精防医生共同开展个案管理，密切关注患者动态；在进行应急处置过程中，精防医生首先进行现场评估，在确定患者需要入院治疗后，社会工作者担当家属对接人、资源联络人的角色，协助家属将患者送院治疗。

（2）协助精防医生为患者建档和信息管理。《深圳市精神卫生防治工作信息管理系统》是严重精神障碍患者信息管理平台，精防医生和社会工

作者需在该平台上进行随访评估、迁移申请、患者建档、分类干预等工作。社会工作者需协助精防医生填写随访记录，根据实际情况进行患者迁移以及为新迁入患者建档。

（三）及时寻求民警帮助

（1）联合民警排查失联失访患者。社会工作者在无法联系到辖区内的患者时，可及时将失联失访患者信息报与辖区民警协助排查，确保及时掌握患者动态。

（2）联合民警开展家庭访视。在随访高风险患者或者不稳定患者时，可与民警一同上门，确保顺利完成访视。

（3）联合民警开展应急处置。在进行应急处置时，通常患者处于发病状态或者有出现暴力行为的可能性。因此，在紧急情况下，辖区民警需共同参与应急送诊，确保将患者安全送达医院治疗。

（四）联动社区工作站的其他社会工作者

（1）联动社区民政专干。社会工作者可联系社区民政专干，协助辖区内的贫困严重精神障碍患者申请救助；日常工作中若发现流浪精神障碍患者，要第一时间将信息报送给民政专干，由其负责安排送返或者安置。

（2）联动社区残联专干。社会工作者在日常服务中若了解到户籍患者需办理残疾证或想要申请康复救助等，可及时联系残联专干，为户籍患者提供相应服务；社会工作者也会定期与残联专干交换户籍患者信息，还可以共同随访户籍患者。

（3）联动社区网格员。社区网格员走在和居民打交道的第一线，工作灵活、与群众联系紧密。社会工作者可联合网格员，及时发现疑似患者并上报处理，减少潜在危险；还可以依托网格系统掌握在管患者动态，排查拒管、失联失访患者是否在辖区居住，发现不稳定患者时，社会工作者还可及时回访确认情况。

（五）密切联系患者监护人，发挥家属监护作用

一般来说，通常是家属作为患者的监护人，承担着照顾和监管的责任。因此，在患者的康复过程中，家属起着非常关键的作用，社会工作者也会通过与家属沟通来了解患者的情况。

（1）定期与家属沟通，了解患者情况。在日常工作中，社会工作者经常通过电话访视的形式了解患者情况，而电话联系人大部分是患者家属。社会工作者会向家属了解患者服药、日常饮食睡眠情况，询问病情是否稳定、有无特殊事件发生等。

（2）为家属提供康复知识支持。在照顾患者的过程中，家属通常会遇到一些问题无法自行解决，例如如何正确服药、如何改善患者睡眠饮食、如何帮助患者更好地康复等。社会工作者会根据实际问题，帮助家属解答疑惑。

（3）为家属提供心理支持。在长时间的照顾过程中，家属往往会产生疲倦感或者背负经济压力，造成心理压力增大，从而对家属的心理健康造成负面影响，也会影响患者康复进程。在此情况下，社会工作者可面向家属定期开展减压活动或提供心理咨询，减轻家属的心理压力。

四、如何在多部门合作中发挥专业优势

（一）统筹协调，发挥枢纽作用

在关爱帮扶小组中，精神卫生社会工作者发挥着和组长不同的统筹作用。组长负责上下级沟通，推进组员完成工作，而社会工作者则需要协调各部门在不同情况下及时发挥作用，更好地为患者及家属解决问题。

例如，在一个高风险患者应急处置事件中，首先社会工作者需要联系精防医生进行现场评估，并同时通知民警到场。在确定患者需要入院治疗后，对于符合救助条件的患者，社会工作者会为其申请"绿色通道"，减轻其经济负担。在走完申请程序后，医生填写转诊单，然后民警需和社会

工作者或医生一起护送患者到医院就诊。在这个过程中，社会工作者充当协调者和联络人的角色，确保应急处置的顺利完成。

（二）链接各方资源，改善患者康复环境

资源链接是精神卫生社会工作者的一个重要职能。社会工作者可以通过链接街道、社区、企业、医院或者亲属、朋友等资源，帮助患者家庭解决实际问题。

例如，Y患者和父亲、自己年幼的女儿一起居住，收入来源不稳定，家庭经济困难。社会工作者在随访中观察到，患者的居住环境非常糟糕，屋子狭窄，堆满杂物，只能睡在一个简易床板上，没有枕头、被褥，只有一条床单。这样的环境对患者的睡眠影响很大，进而影响患者的病情。之后，社会工作者和社区工作站领导沟通，利用社区资源，为患者申请了木床及床上用品，并和社区关爱帮扶小组成员一起帮患者整理了房间，让患者以后可以睡"安稳觉"。此外，社会工作者还联系街道心理咨询师为患者进行免费的心理咨询。通过链接外部资源，满足患者的部分需求。

（三）耐心为患者和家属提供服务

与患者家庭建立信任关系，是开展工作至关重要的一环，也是一名合格的精神卫生社会工作者的必备技能。严重精神障碍患者及其家属通常都较为敏感，排斥陌生人，不愿"被打扰"。所以，在和不熟悉的患者或者家属联系时，社会工作者通常会"碰钉子"，社会工作者所要做的，就是攻克这一难题。

例如，社会工作者在访视一位新迁入患者前，首先要熟悉患者的基本信息，包括年龄、性别、判症及目前所服用的药物等，确保谈话时"言之有物"。在正式访视时（第一次通常是电话访视，联系人一般是家属），社会工作者需要表明身份、说明访视原因、社区层面的服务范围以及保密原则，保障对方的知情权，并且使其逐步放下警惕。在家属知晓情况后，再继续了解患者当前的情况。社会工作者在对药物及判症的描述中要体现专业性，并且详细说明当地的救治救助政策，进一步赢得信任。形成初步关

系后，就为接下来面访患者建立了基础。当然，也有很多服务对象在反复多次的沟通后，才会同意面访或者纳管。社会工作者所要做的，就是耐心沟通，并在对方需要时及时提供帮助，这样才有机会打破壁垒。

（四）开展多元化服务协助服务对象康复

与关爱帮扶小组中的其他社会工作者相比，精神卫生社会工作者的显著特点就是多样化的服务方式，既可以开展心理辅导、个案管理，也可以开展社区活动或者小组活动，满足服务对象的不同需求。

比如，为了改善患者的康复环境，激发服务对象潜能，达到"助人自助"的目标，社会工作者会有计划地开展各类社区活动：开展康复娱乐活动，如自信心训练、茶话会、户外游玩、手工制作等，鼓励患者走出家门，提升个人能力，拓展人际关系网络；组织精神健康知识讲座，培养患者正确的康复理念；开展各类减压活动、互助小组，协助患者家属放松心情，减轻照顾压力。

通过开展多种类型的社区活动，能够有效地缓解患者和家属对外界的抵触心理，拉近社会工作者和服务对象之间的距离，对其他服务的开展也提供了帮助。

第九章

资源整合

一、资源整合的必要性

资源整合是指将公益相关的社会资源相互协调成为一个整体，使之成为公益组织掌握、支配和动员的资源的过程和状态①。

社会工作强调助人自助，即通过挖掘服务对象的资源体系，为其搭建和完善资源网络，从而促进资源间的合作和互动以达到资源整合的效果。而社会工作之所以强调"资源整合"，一是由于社会工作者个人的力量过于单薄，难以仅凭自身的能力保证服务的持续性；二是社会工作认为，每个个体既是独立的，又是与客观现实互相联系的，任何一个个体都无法脱离客观而单独存在。社会工作者若想承担起资源链接者的角色，只有调动和整合蕴藏的各类资源，才能为有需求的个人或群体提供更有效的服务。

为了更好地服务精神障碍康复者及其家属，满足其多元化需求，精神卫生社会工作者要积极发挥资源整合者的角色，为精神障碍康复者及其家属整合各类资源，从而促进精神障碍康复者康复，并为家属提供支持网络，提升其照顾能力。

二、资源分类

按照资源的性质来看，组织的资源一般包括人力、财力、物力、信息、空间等。据此，精神卫生服务常见可整合使用的资源包括以下几种。

1. 人力

人力资源主要是指个人的体力、智慧、技术、助人意愿、人际关系等，包括跨部门合作团队关爱帮扶小组成员、相关专业人士（医生、心理咨询师、心理治疗师等）、其他领域的社会工作者、义工、精神障碍康复者自身及家属等。精神卫生社会工作者通过联动社区关爱帮扶小组推进精神障碍康复者社区康复工作，主要体现在精神障碍康复者排查、评估、心

---

① 丰武海. 浅谈公益资源整合［EB/OL］. 金融在线，2012-11-02.

理支持与救助救治方面。精神卫生社会工作者融入关爱帮扶小组沟通机制中，积极发挥自身协调者的角色，与民政、残联、公安、社康、网格等各部门通过信息及时共享、机制迅速启动的工作模式，有效地在精神障碍康复者动态病情评估、高风险干预等方面发挥积极的作用，为精神障碍康复者及其家属提供了更为全面、贴切的服务。同时，随着社会心理服务体系的不断完善，精神卫生社会工作者能够充分整合街道、社区、社会组织的心理服务资源介入精神障碍康复者危机干预、精神障碍康复者及其家属心理支持中，并取得了良好的效果。针对精神障碍康复者的治疗方案与跟进计划，精神卫生社会工作者通过与精神专科医院、慢性病防治院等医疗机构精神专科医生建立交流渠道，为医生提供精神障碍康复者居家康复的相关资料，为医生对精神障碍康复者采用更有效的治疗措施提供了参考，更有利于医生对精神障碍康复者作出更全面系统的评估，并提供切合精神障碍康复者需要的药物治疗方案和居家康复方案。精神卫生社会工作者还将根据精神障碍康复者及其家属的实际需求，整合法律和民政等资源。

2. 财力

财力资源主要是开展服务所需要的经费，包括来自政府、企业、基金会的资金支持。精神卫生社会工作者可主动研发针对精神障碍康复者及其家属的服务项目，积极参与相关政府部门、社会组织、基金会等主办的创投，争取项目资金支持。精神卫生社会工作者还可以利用腾讯"99 公益日"、精神卫生日等契机，依托有筹款资质的基金会，开展专项筹款活动，在争取社会支持的同时，也可以增加社会大众对精神障碍康复者的正确认知。深圳正阳在 2020 年的腾讯"99 公益日"活动中，举机构之力发起了主题为"家友联盟——精神障碍康复者家属助力计划"的筹款活动，共筹集到爱心捐赠 4 万多元，这笔费用直接用于开展精神障碍康复者家属支持服务项目。

3. 物力

物力资源主要包括可用于服务开展的设备、精神障碍康复者及其家属需要的物资等，例如外出开展宣传活动链接当地桌椅电脑等设备、为贫困精神障碍康复者家庭链接防疫包资源等。

4. 信息

信息资源主要是服务对象所需要的各项政策信息，如福利政策信息、康复就业信息等。政策福利是精神障碍康复者家庭获取物质资源、缓解家庭困难的重要支持，为精神障碍康复者链接精神卫生福利资源是精神卫生社会工作者的重要工作之一。目前精神卫生社会工作者主要从严重精神障碍康复者监护补贴、免费服药补贴、残疾补贴及救助救治"绿色通道"这几个方面进行介入。如 H 区出台了相关政策，针对高风险精神障碍康复者监护人每年有 5000 元补助，一般精神障碍康复者监护人每年有 2000 元补助，每月还会减免药费 200 元，免费购买监护责任保险；LH 区每月会有 300 元内的服药减免，每年至少一次免费体检，还针对一般精神障碍康复者监护人提供每年 2400 元补助，高风险精神障碍康复者监护人提供每年 6000 元补贴，并由街道负责购买监护责任保险；其他区也根据各区情况对精神障碍康复者及其监护人有相应的救助补贴与补助。

5. 空间

空间资源主要是可用于服务开展的场地，包括社区、学校、超市、图书馆等。社区本身就是一个巨大的资源库，提供社区生活设施、社区医疗设施、社区康复设施等，精神卫生社会工作者可将精神障碍康复者的康复服务、走访服务、社区宣传契合到社区党群服务中心的日常服务中；学校是青少年群体的聚集地，进入学校开展精神健康宣传具有针对性强、优质高效的效果；超市、图书馆等公共场所是锻炼精神障碍康复者社会生活适应性的良好选择，精神卫生社会工作者可将精神障碍康复者的职业训练、志愿服务开展至此类场所。

三、资源整合的过程

（一）分析资源，梳理分类

精神卫生社会工作者需要了解自己现在所拥有或能够调动的资源类型、数量、质量、使用成本、便利程度，并将这些信息与实施工作计划所需要的资源进行对比，以便及时了解目前在哪些资源方面有欠缺，从而有针对性地进行资源开发。

通过资料查阅、实地观察、走访调研等方式对资源进行全面了解与盘点，列出可用于或有助于服务开展的各类人力、物力、财力、信息、空间等潜在资源，之后可由社会工作团队共同进行筛选，在充分考虑资源的实际价值与开发条件的基础上确定公益资源清单。精神卫生社会工作者可以为每一项可能使用的资源建立档案，内容可包括：资源的主要特征、主要负责人和联络人、所提供的资源项目、提供资源的条件、联络地址和电话、是否收费及收费标准等。

此阶段可同步进行需求调查、意向访问、精神卫生服务宣传，并与资源清单中的各主体建立初步关系。值得注意的是，并非所有资源都是适合的，要特别注意甄别那些披着"公益服务"外衣的"伪资源"。

(二) 链接资源，供需对接

链接资源的方式可以分为正式链接和非正式链接。其中，拥有资源的各方通过会议、契约、合同等正式的方式相互交换资源就是正式链接；依靠平常的交情等非正式方式形成的资源交换就是非正式链接。

我们身边有大量闲置资源，只是因关联和途径的问题而未能充分利用。社会工作者作为资源链接者，不仅要广泛宣传和发动，将需求信息传达出去，引起各方注意和重视，也要能够与资源提供方形成良好的关系，争取让他们尽可能多地参与。

精神障碍康复者及其家属的需求是多方面、多层次的，不局限于临时物质帮扶、参与群体活动，还涉及生活适应、心理慰藉、技能提升、群体归属感、正面思维改善等。面对大量需求，社会工作者应着重进行"供给侧改革"，一方面，在全面整合更多资源的基础上，通过多方联动与合作增加服务的有效供给，并尽量减少形象工程和表面文章；另一方面，加强需求分析，规划和实施更多有针对性的服务，充分发掘和调配相应的公益资源，从而促进服务供需方的精准化对接①。

（三）发挥资源效用

将资源投入服务过程，发挥资源效用，同时要建立、完善多方合作制度，明确合作过程中各资源体系的职责和权利，促进资源参与公益服务的可持续发展。如果长期缺乏系统的制度或指引，在公益服务过程中很容易出现权责不清等问题，最终会导致服务对象需求未能完全满足、资源提供方公益服务的体验感差、服务成效不明显等结果。

（四）维系资源，回馈互惠

维系社区资源应遵循以下原则：一是以需要为基础对资源的使用情况进行规划，不浪费或闲置资源；二是不要只依靠少数个人或机构提供资源，应多方寻求资源，以免造成其负担过重；三是公开透明地使用资源，协助赞助者或捐赠者树立良好的社会形象；四是与资源提供者建立良好而稳定的关系，经常与他们联系，定期向他们报告资源使用情况以及所带来的效果；五是加强对资源的统筹协调，减少重复使用，发挥资源的整合性效果②。

对支持者进行相应的回馈不仅重要而且必要，这不仅是为了改善和维护彼此关系，也是对他们应有的尊重。一般来说，回馈可以是实物的，如志愿服务补贴、纪念礼品、锦旗、证书等；也可以是精神的，如提供服务、组织活动、宣传展示、益友交流等。而回馈的提供者，可以是公益机构、社会工作团队，也可以是相关单位（如社区居委会、志愿者协会、媒体等），还可以是爱心企业和商家（彼此间互惠），更可以是需求方（受惠对象及其家庭）③。

---

① 王光普．"五步法"有效整合社区公益资源［J］．中国社会工作，2017，2（下）：52．
② 全国社会工作者职业水平考试教材编委会．社会工作综合能力（中级）［M］．北京：中国社会出版社，2021．
③ 同①．

四、链接资源中的洽谈方法

资源有不同来源，有一些资源是比较容易获取的，但有一些资源需要经过较为正式的洽谈方可获取。在进行资源洽谈时，以下方法可作参考。

表 9.1　链接资源中的洽谈方法

洽谈阶段	工作内容	沟通重点	洽谈技巧
洽谈前	1. 准备好需要洽谈项目服务资料，以项目书或其他形式呈现 2. 了解洽谈方的背景、需求、目标 3. 社会工作者准备好洽谈服装、用于记录的笔和笔记本 4. 准备好项目服务的解说词	1. 与对方建立初步关系，约访成功 2. 社会工作者准备好推介该服务的解说词	1. 以电话形式进行预约（使用文明礼貌用词表明身份、目的等），如初次打电话可以介绍是由某某介绍的，以拉近关系 2. 通过中间介绍人推荐的方式与洽谈方预约时间
洽谈中	1. 介绍项目服务本身的意义、目标和已开展的情况，包括实施的规模、成效、评价的情况 2. 介绍项目服务可以为对方带来的益处，建立利益共享的印象 3. 希望从对方获得的资源支持	1. 项目本身的意义 2. 项目可以为对方带来的利益 3. 希望对方给予的资源支持	1. 坐姿。坐姿得体，不能倚靠凳子而坐，不能跷二郎腿等 2. 倾听。倾听洽谈方陈述，记录谈话内容，以表示尊重 3. 眼神。长时间交流看对方的额头三角区域，以防长时间目光对接产生尴尬 4. 肢体：适当使用肢体动作进行表达 5. 澄清。及时澄清信息 6. 总结。及时总结谈话的内容，对洽谈的重点进行总结，以便有成果 7. 洽谈结束。不管成功与否，礼貌感谢对方给予时间见面洽谈，礼貌性地表达感谢和结束本次洽谈的愉快心情

续表

洽谈阶段	工作内容	沟通重点	洽谈技巧
洽谈后	1. 按计划推进服务项目 2. 对资源使用情况、服务执行情况进行汇报 3. 媒体宣传报道	1. 资源使用情况及成效 2. 公益项目宣传情况	1. 以电话/微信形式进行汇报 2. 定期发送简报或美篇 3. 邀请参加服务

第十章

精神卫生社会工作人才培养

精神卫生社会工作人才培养关系到精神卫生社会工作的发展，有了人才，才能有高质量的专业服务，才能更好地促进精神障碍康复者康复。本章主要阐述如何通过机构内部培养与外部培养相结合的方式，对精神卫生社会工作者进行伦理、价值观、法规政策、理论与实务技能等方面的培养，使精神卫生社会工作者逐渐转化为精神卫生社会工作专业人才，推动精神卫生社会工作服务水平提升。

一、精神卫生社会工作人才培养的维度

（一）价值观层面

精神卫生社会工作价值观是促进社会工作者自我成长的有效力量，是指导社会工作者开展实务的基本原则，也是区别精神卫生社会工作和其他服务精神障碍康复者主体的关键因素，是与精神障碍康复者建立关系的重要原则。精神卫生社会工作者必须要深度领会价值观。

1. 社会工作价值观的基本内容

（1）服务大众。社会工作者首先要帮助有需要的困难人群，更重要的是超越个人利益为社会大众提供专业的社会服务。

（2）待人真诚和守信。精神卫生社会工作者不仅要坦诚地对待服务对象，而且要看到自身的不足，能真诚地分析自我的问题和需要，坚持运用专业的使命、价值观、伦理原则与标准开展社会工作服务。

（3）强调服务对象个人的尊严和价值。精神卫生社会工作者应关爱和尊重每一位服务对象，充分认识和理解服务对象在各方面的差异，并且以开放的态度对待文化和种族的多元性。这里强调社会工作者不应该对特殊群体有排斥的行为或歧视的态度。

（4）注重服务中人与人之间关系的重要性。精神卫生社会工作者在服务中需要与服务对象建立信任关系。人与人的信任关系包括：换位思考，建立积极和良性的沟通交流关系，帮助服务对象树立积极的人生观，彼此分享感受和相互帮助。

（5）注重能力培养和再学习。精神卫生社会工作者要保持开放的心态和好学的精神，不断提升自我的专业能力，坚持在实践中学习，不断增进新观念、学习新知识、掌握新技能。这里强调精神卫生社会工作者要参加继续教育，以满足工作的需要。

（6）践行社会公正。精神卫生社会工作者应从改革和发展的角度努力推动社会变革，了解服务对象的问题和需要，倡导和寻求积极的社会变革。这里强调精神卫生社会工作者应该极力改善特殊群体受到不公平待遇的情况。

2. 践行社会工作价值观的原则

精神卫生社会工作者在掌握社会工作价值观的基本内容的前提下，在操作层面也应遵守以下原则。

（1）在基本信念方面：

第一，尊重。尊重不仅是一种思想上的认知，还是一种道德上的实践。在具体的实践中，精神卫生社会工作者应对服务对象保持尊重的态度，不表现出负面的评判，尊重服务对象的意见，不把自身的观点强加给服务对象。

第二，独特性。独特性强调针对服务对象的特质，提供专业的服务。在直接服务中，精神卫生社会工作者应按照服务对象的心理-社会特点和需要，设计出个性化的服务内容，从而更好地解决服务对象的问题。

第三，相信人的改变。精神卫生社会工作者应始终相信服务对象的潜能和能动性，相信服务对象有能力解决自身的问题。因此，服务的重点是帮助服务对象提升解决问题的能力和战胜问题的自信。

（2）在实践原则方面：

第一，接纳。接纳是一种宽容和尊重的态度，是建立专业助人关系的重要前提，也是精神卫生社会工作者对社会大众统一的服务态度。精神卫生社会工作者不应因为服务对象的性别、年龄、户籍等差异而区别对待。

第二，非评判。非评判是指精神卫生社会工作者对服务对象的选择不做倾向性的批评和判断，尊重服务对象的观念和行为。

第三，个别化。个别化是尊重服务对象个别化的情况（如年龄、性别、种族、文化的差异）和个性化的需求，充分挖掘服务对象的潜能。个别化原则在个案工作中体现得最为明显，而在小组和社区工作中相对关注服务对象共性的需求。

第四，保密。保密就是保护服务对象的隐私。但保密也不是绝对的，在威胁生命、触犯法律等特殊情况下，也可以做特殊处理。

第五，当事人自决。服务对象在选择权上占有主导地位，精神卫生社会工作者一般不予干预。

（二）伦理层面

在精神卫生社会工作领域，因为服务对象的特殊性，伦理更加重要。在培养精神卫生社会工作人才的过程中，需要明确精神卫生社会工作者对服务对象、同事、服务机构、社会工作专业、全社会以及作为专业人员的伦理责任。

（1）对服务对象的伦理责任：服务对象利益为本，恪守尊重、平等、接纳等社会工作专业价值观。

（2）对同事的伦理责任：同事之间团结合作、互帮互助、相互尊重。

（3）对服务机构的伦理责任：遵守机构的各项规章制度，落实机构的服务使命和宗旨。

（4）对社会工作专业的伦理责任：发展专业，以自身实践扩大专业的影响力，促进专业的权威及其发展。

（5）对全社会的伦理责任：参与公共服务，促进社会福祉的发展，鼓励公民参与、通过社会倡导促进社会进步和发展。

（6）作为专业人员的伦理责任：提升专业能力、提供专业服务、维持服务品质、通过不断学习拓展专业知识等。

（三）政策法规层面

《全国精神卫生工作规划（2015—2020年）》中提出："在加强人才队伍建设方面，各地要健全由精神科医师、护士、心理治疗师组成的精神卫生专业队伍，探索康复师、社会工作者和志愿者参与精神卫生服务的工作模式。"2021年1月，民政部、财政部、人力资源和社会保障部、国家卫生健康委、中国残联联合印发《关于积极推行政府购买精神障碍社区康复服务工作的指导意见》，大力推进政府向社会力量购买精神障碍社区康复服务。该意见要求，引导社会力量加强自身能力建设，加强人才队伍建设，广泛建立以精神科医师、社会工作者为核心，以护士、心理治疗师、心理咨询师、公共卫生医师、康复师、社区康复协调员及其他社区康复服务人员为重要专业力量的综合服务团队。各地区出台的关于精神障碍患者管理、服务以及严重精神障碍患者管理的工作要求、流程，精神卫生社会工作者都应该熟悉掌握，只有这样，才能做到服务有理有据，才能够及时回应精神障碍康复者的多元化需求。

（四）专业理论层面

精神卫生社会工作的服务对象特殊，服务需求也多元化，对精神卫生社会工作者的专业能力要求较高。精神卫生社会工作者在促进精神障碍康复者康复的过程中，除了需要直面精神障碍康复者，往往还需要介入精神障碍康复者家庭、社区、工作环境等领域，这就需要精神卫生社会工作者掌握一定的专业理论，在理论指导下科学地提供专业服务。目前，在精神卫生社会工作领域应用较多的理论和模式主要有优势视角理论、认知行为理论、寻解导向理论、家庭治疗理论、社会支持理论、危机介入模式、复元模式、个案管理模式等。前文已有相关理论的介绍，此处不再重复。

专业理论知识的掌握及运用，将有助于提升精神卫生社会工作人才的专业化水平，确保为精神障碍康复者提供更加优质的服务。

二、精神卫生社会工作人才培养过程与方法

（一）培养过程

根据具体工作实践，精神卫生社会工作人才的培养过程大致分为 4 个阶段：

第一阶段是基础知识储备阶段。该阶段，精神卫生社会工作者要先掌握基础的精神卫生知识和精神卫生社会工作知识，如精神疾病的种类、社会工作基本服务方法和流程等，为胜任岗位做好准备。

第二阶段是岗位胜任阶段。精神卫生社会工作者进入岗位后，会通过内部的自我培养、外部的机构及用人单位培养的方式，学习掌握岗位所需要的工作技能、专业知识等内容，在岗位实践中逐渐积累丰富的经验。

第三阶段是个人发展阶段。精神卫生社会工作者在经过前两个阶段的培养后，会逐渐明确自己在精神卫生社会工作领域的成长方向和发展目标，会根据自身情况，有针对性地进行自我提升，如专精于某个理论研究，或是在严重精神障碍患者应急处置方面成为业务能手。

第四阶段是行业影响阶段。该阶段，精神卫生社会工作人才培养达到当前国内最高水平，在精神卫生社会工作成果提炼、理论研究、标准化建设、人才队伍培养等各方面都将发挥重要的推动作用。

（二）培养方法

1. 自主学习

精神卫生社会工作者要提供优质服务，需要通过自主学习，明确专业成长方向，熟悉岗位工作技能，深耕精神卫生服务领域，成为该领域的高级专门人才。具体而言，可以从以下几个方面进行自我培养：

（1）岗位实践。精神卫生社会工作者根据所在岗位情况，主动学习岗位工作技能，熟悉岗位工作流程，实现对岗位工作的完全胜任。

（2）制订系统化成长计划。精神卫生社会工作者要结合个人成长方向

和岗位工作要求，进行自我成长分析，明确自我成长需求、方向和目标，然后制订切实可行的学习成长计划，在计划中明确学习的具体目标、学习进度、学习成长方式、监测评估等内容。通过系统化的自主学习，促使自己的专业成长。

（3）反思性学习成长。精神卫生社会工作者需要在实践中持续反思，总结经验。精神卫生社会工作者可立足岗位实际，从服务内容、服务形式、服务专业介入、服务成效等各方面进行反思，从中获得新的知识，提炼出典型经验，这不仅有助于社会工作者的自我成长，也将有助于精神卫生社会工作的发展。

2. 机构培养

（1）入职培训。精神卫生社会工作者刚加入社会工作机构时，对机构文化、岗位职责等尚不熟悉，需要由机构进行入职启导培训。机构可安排督导、资深精神卫生社会工作者对新员工进行培训，培训内容包括：机构发展历程、团队文化、组织架构、管理制度等，以增加新员工对精神卫生服务的了解，确保新员工能够在机构的重点服务发展规划中找到成长方向和动力。同时，机构也将详细介绍具体工作岗位要求，最大限度帮助员工适应新岗位。

（2）发展性培训。发展性培训是指在精神卫生社会工作者掌握基础岗位技能和服务技能的前提下，为提升精神卫生社会工作者的专业素质，保障精神卫生领域专业服务质量，机构结合社会工作者个人发展及其所在岗位实际情况而提供的专门培训，如精神卫生领域疑难个案处置培训、精神卫生社会工作专业理论和技能培训、精神卫生社会工作政策培训等。用人单位根据岗位需要亦可提供主动式社区治疗、心理咨询、信息系统管理等专项培训。机构和用人单位的发展性培训，将有助于精神卫生社会工作者的个人成长发展和精神卫生社会工作服务的质素提升。

（3）机构督导支持。由机构内具有精神卫生领域经验的资深督导，为一线精神卫生社会工作者提供支持性、教育性、行政性三个层面的督导支持，为精神卫生社会工作者的工作开展、个人成长、情感生活提供专业化督导保障，以帮助精神卫生社会工作者调整工作状态，改善工作方法，提高工作效率。

三、精神卫生社会工作者的心路历程

在中国，1938 年出现精神卫生社会工作。

在深圳，2008 年深圳精神卫生中心工作人员赴加拿大考察学习并引进 ACT（主动式社区治疗）项目。

在正阳，2016 年涉足精神卫生领域，目前服务已辐射深圳、江苏、福建等地，现有精神卫生社会工作者 70 余名。

精神卫生社会工作者队伍作为为特殊人群服务的一支队伍，他们在这条路上不断探索、提炼总结、精益求精，给予精神障碍康复者及其家属温暖，做好精神障碍康复者康复之路的陪伴者、倾听者，做好与用人单位之间的沟通联动，协同共建和谐社会。社会工作者与这个特殊领域碰撞出火花，讲述着一个个动人的故事。

2016 年之后，精神卫生社会工作的社会需求逐渐加大，在精神卫生社会工作者队伍中，有毕业就进入精神卫生领域的，也有从其他领域调转岗过来的；有在这个领域坚守 6 年以上的，也有尝试过后转身离去的。无论是初选的怦然心动，转岗的重新开始，还是磨合之后的熟稔默契，他们的故事都值得一读。除了对新领域、新工作的忐忑，还有因对服务对象的不了解带来的担忧和害怕；有不被理解的委屈与挫败，也有理解与接纳后的欣慰。他们的故事，或许不起眼，但星星之火，是精神卫生社会工作燎原之势的源头。听听他们的心路历程，看到他们工作中的忐忑、怀疑、接纳、成长，你会更加理解精神卫生社会工作这个职业。

初心不变，携梦前行

那天阳光明媚，但我的心却下雨了。记得廖阿姨跟我说："李社工，你知道吗，自从小明（化名）爸爸去世后，小明就莫名其妙得了那病，他发病的时候，几个大汉都按不住，我看着心疼呀。从那以后我不敢生病，我害怕生病，我更害怕哪天我熬不住了，也走了，我这孩子怎么办？他哥

213

哥不懂事，也不出去工作，我是指望不了他的，我真的不知道该怎么办。最近他老跟我说见到爸爸了，爸爸说带他一起走，我问他是不是不要妈妈了……"

廖阿姨的诉说字字悲泣，声声入心。然而，那时候的我，刚入职不久，调动全身技能只会用苍白的语言去安慰她。面对被悲伤和痛苦笼罩的廖阿姨，我黔驴技穷、束手无策。

自从去廖阿姨家里访视后，我的心里一直回荡着一个声音："我可以做些什么来帮助她？"

之后，我开始主动学习精神卫生知识，积极参加各种培训，主动向经验丰富的同事学习，和她们一起家访，学习个案访谈、药物管理、康复服务、危机干预、应急处置等技能。

在一次家访的过程中，廖阿姨告诉我，前段时间小明又住院了，出院后变得呆呆傻傻的，整天都在睡觉，也不肯吃药。她一方面担心小明吃了这些药会变傻；另一方面又害怕小明再次犯病，不知道该怎么办。廖阿姨存在这些困惑主要还是因为对药物和疾病的认知存在偏差，我运用所学的知识把精神疾病的特征、规律、服药的必要性以及药物副作用如何处理等相关知识告知了廖阿姨。

为了让小明更好地恢复社会功能并适应社会生活，我们又一起制订康复计划，从规律作息、家务劳动到外出参与社区活动等方面协助小明提高生活技能和社交功能。通过一段时间的努力，小明的病情得到了有效控制，廖阿姨脸上绽放出了久违的笑容。

看到小明康复得越来越好、廖阿姨的笑容越来越多，我有了前所未有的成就感，也看到了精神卫生社会工作这条路还很远、很长。廖阿姨曾经出现的不知所措和焦虑不安，小明曾经的自暴自弃和封闭自我的问题不是个例，但是他们能有廖阿姨和小明那么幸运吗？曾经有位社康医生跟我说，只要家属配合和支持、社康医生及社会工作者等促进精神障碍康复者积极参与社区活动，大部分的精神障碍康复者可以回归社会。但是现实生活中真正能回归社会的精神障碍康复者却不多，为什么会这样呢？这是每一位精神卫生社会工作者都应该思考的问题。

在服务小明的过程中，我链接了慢性病防治院的精神科医生给小明复诊，并告知其深圳的免费服药政策以及社区监护人补贴等资源，同时协助家属给小明做好药物管理，定期上门给小明清点药物，鼓励家属陪同小明走出家门，再循序渐进地让小明自行走出家门并参与社区活动。同时，给家属提供心理疏导、情绪宣泄、压力释放及提升照顾技巧等服务。那时我想，我所使用的知识、利用的政策和资源可以用在小明身上，也可以用在其他精神障碍康复者身上，我们能服务好一个精神障碍康复者，就能服务好更多的精神障碍康复者，这是我们工作所坚持的信念。

小明遇上了精神卫生社会工作者，遇上了我们的 ACT 个案管理服务，遇到了好的社会政策与康复环境，他能得到很好的康复，家属也能够得到更多的支持和帮助。但还有很多像小明一样的特殊群体、特殊家庭，他们的经济压力大，照顾精神障碍康复者困难，精神药物知识不足，社会支持缺乏，也急切需要得到帮助和服务。

路是人走出来的，路再不好走，只要有需要，作为精神卫生社会工作者的我们都会尽自己所能，发挥社会工作优势，服务广大精神障碍康复者。

在精神康复服务的道路上，我会一直与精神障碍康复者和家属同行，会在他们荆棘满布的道路上增添一份温暖，这种温暖不会随着岁月的流逝而有所改变。心有所信，方能远行。

唯有经历，方能得心应手

时光轮转，转眼间我从事精神卫生防治工作已经两年多了。现在，当我回过头来，看看自己走过的路，成就感油然而生。

人并不是生来就能做好工作的，需要不断积累知识，提升工作技能，才能胜任工作。就像想要车开得远，就要加满油一样。事实证明，参加康宁医院岗前培训是一个不错的选择。培训不仅让我学习到精神疾病的相关知识，也让我消除了对精神疾病患者的偏见，有信心从事这一行业。

俗话说"师傅领进门，修行在个人"。上岗后，我首先面对的是一个庞大且复杂的系统。虽说有精防医生带领熟悉系统操作，但是真正的实操还是令人头疼。系统内容虽不复杂，但有一套操作标准。因此，每当遇到难以处理的问题时，我会参考操作准则，与医生商量后再执行。就这样，经历两年多的磨砺，又加之不断地学习，不断地改进，我实操的系统的规范性与真实性得到街道督导的一致好评。工作中，我们需要主动学习、善于总结和提炼服务经验，如此才能得到他人的认可。

电访和面访服务对象是我工作中的第二个难题。我会事先做好电访前的准备，如事先了解服务对象的基本信息，准备好如何介绍自己，询问哪些方面的情况等。但是，真正到了打电话的时候，我还是栽了跟头，没想到大部分的服务对象对我的身份持怀疑的态度，大多委婉拒绝。一个个回合下来，我的自信心受挫了。

虽然被人拒绝，但是我调整情绪与心态后，还是坚持不懈地给精神障碍康复者及家属打电话，关心精神障碍康复者及家属的日常生活，不断地宣传有关政策，以此拉近彼此的距离。终于，精神障碍康复者及家属慢慢地接受了我，理解了我的工作。从忽视我发的信息，到慢慢回复我的信息；从拒绝接听我的电话，到慢慢回拨我的电话；从拒之门外，到慢慢接受我们的到来，这些正向的转变增强了我工作的信心。

曾经有位患者跟我说："一开始我是不相信你的，怀疑你们是骗子，直到真的与你们接触后，我才知道现在政府对于特殊人群是这么的关照，无论是经济上，还是日常照料方面，都缓解了家庭不少压力。"听到他们对我们工作的正面反馈，我心生喜意，感受到了自己的工作价值。

后来我也逐渐明白，精神障碍康复者的家庭因受社会舆论的影响，不愿让他人知道自己的家庭现状，害怕被歧视与疏离，这是可以理解的。我们需要耐心与其接触，理解他们的处境，建立良好的专业关系，真诚地为他们服务，获取其信任，才能顺利地开展工作。

唯有经历，方知其中奥妙，方能得心应手地开展精神卫生工作。欢迎您加入我们的行列，共同为精神障碍康复者家庭提供贴心的服务。

有志者的失落

与社会工作相识，有些机缘巧合，误打误撞。毕业前对于社会工作的认识还只是停留在日常的小实践和课本上，当我抱着"天高海阔任鱼跃"的壮志踏足社会工作行业时，夹杂着忐忑和不安。面对特殊的服务对象，心中的担忧和胆怯总是隐隐出现。在不断地与服务对象的沟通和服务中，对他们的认知和理解才逐渐深入。

一个症状明显、无法正常工作的服务对象经常来找医生和我聊天，他是一个懂礼貌且很温柔的男士，但是衣衫褴褛，终日穿着一双拖鞋。他和医生说话，越说声越大。医生劝他回家吃药，他一边和医生说话，一边直勾勾地盯着我看，他那个眼神是病情不稳定时的一个比较明显的症状，我当时被吓到了。这个服务对象无法摆脱幻觉的影响，不断诉说自己被暴力击打的经历，说家人在原籍地被当地恶霸欺负的事情，还说自己在被打后看到的神佛、恶魔和无处不在的监视的烦恼，以及自己的"罪过"……他将自己的需要通通倾诉给我，我看着他时常自语自笑的状态，深觉自己应该帮助他，让他的生活有些改善，让他和正常人一样能够专注于日常的事情，而不是被疾病困扰。

我在多次聊天中得知他拒绝用药，每次在说到服药问题时他都会顾左右而言他，岔开话题或者直接逃避。在每一次与他的沟通中斗智斗勇，每次都像是在和他身后那个无形的怪物打仗，不过每次都是以我的失败告终。

在联合医生多次告知服药重要性无果后，他的偏执型思维越发明显，我在每次和他不全的自制力斗争的同时还要消除他对我工作的误解。我也试着与他的家属沟通，上门去探望他和他的家人，帮助他申请服药补贴，催促他提交相关资料，过程中得知他的母亲以及监护人也一直劝导他服药，并且每天跟进他服药的情况。

终于，有一天，他的母亲带他来中心，说他开始服药了，虽然不太情愿但还算听话。顿时，我心头的一块大石放下，他的康复之路也终于有了突破。在之后的几次随访中，我得知他开始打一些零工赚一些钱，有时在社区看到我也会很热情地跟我打招呼。看到他有所好转，我深感高兴，哪怕努力十分有一分的收获也足以让我干劲十足。

可是，好景不长，一个月后他又来了，拿着他没有吃完的药，说着之前十几次沟通中不断重复的事情、他的纠结、他的故事，表达他的不满。我看出他的情况并没有好转，便询问他最近有没有按时服药，他笑笑说："没有，崔社工，我不想吃药。"我说："不吃药你就没有办法工作啊。"然后又被他岔开话题，不再谈论这个事情。我再三追问，他也就是笑笑，他看着我的眼神有些戒备。我看着他，心里十分难过，他相貌堂堂，就算生病后也很有礼貌，本来应该能正常生活且有自己的人生的，如今衣服破旧，整日在社区里闲逛，无所事事，浑浑噩噩。我的力量实在过于微小，他也因为我多次劝他服药和帮他办理服药补贴而对我有了戒备心理，那种好不容易建立起来的信任被打破，我实在是心有不甘，却无能为力。

从事精神卫生社会工作两年来，我遇到了很多类似的个案，他们被疾病影响仍然积极勇敢地去抗争，努力地生活，那种在困难中迸发的力量也让我自惭形秽，也更加坚定了我要做些什么的信念，虽然冰冻三尺非一日之寒，但就像胡适说的，任何事情，进一寸就有进一寸的欢喜。

城里城外

从事精神卫生社会工作四年半，遇到各种各样的精神障碍康复者，让我印象最深刻的是小城的故事。

小城 28 岁，患有精神分裂症 10 年了，住院 5 次，每次发病时会打人，打路上的陌生人、邻居、同事，有一次他向家人举起了菜刀……多次发病给他带来很大的困扰，工作不稳定，邻居害怕他，家里还要时不时因为他而搬家，更让小城和家人担忧的是以后找对象怎么办？

小城是我的第一个个案服务对象，我从来没有接触过情况这么"复杂"的人，有点不知如何入手。但是，刚刚踏上精神卫生服务之路的我，满怀一腔的热血，希望能为康复者提供最大的帮助。我按照教科书上教的同理、尊重、真诚等技巧去接触小城，向他介绍我能提供的服务，工作关系逐步建立了。我每个月都定期去他家走访，了解他的生活、家庭情况，陪同他去医院复诊和取药，叮嘱他服药，小城的病情慢慢稳定下来。

接着，我和小城一起讨论生活目标，他最大的目标是找一份稳定的工作、找一个喜欢的人结婚。我陪他回顾过去，发现每次住院、被辞退都是因为他自行停止复诊，停诊三四个月就会发病。他希望自己的病能早点好，长期服药太痛苦了。我鼓励小城，只要病情越来越稳定，服药也许会慢慢减少，生活和工作慢慢会恢复正常。

和小城接触半年后，小城的病情恢复良好，还找了一份批发市场的工作，我正想着下一步可以鼓励他多结识朋友、参加活动，把生活丰富起来，没想到，我跟小城的"工作关系"掰了。

我打电话约他见面，他的语气变得很疏远、陌生，只是简单说："我现在没空。"多次约见面无果，我联系他的家人，家人也表示，小城最近事情很多，具体什么事情他们不愿意说。我内心很不安，是自己哪里处理得不到位了，还是小城的病情又变化了？我给小城留言，说工作关系需要双方的共同维护，我是真诚想帮助他，如果他对我的服务有什么意见，希望有机会坦诚沟通。终于，小城出来和我见面了。

原来，小城这段时间的忙碌和"消失"，是因为回老家相亲了。小城告诉我，他对相亲对象挺有感觉的，在老家相处了一个月，两个人打算近期结婚，以后不方便接我的电话，更不方便和我见面了。我吃了一惊，小城这么快要进入婚姻的"围城"。我还没反应过来，小城又接着说，"我生病的事情不能让她知道了，所以我以后不去复诊也不服药了。"小城打算对结婚对象隐瞒自己生病的情况。

我问："那你不去看医生，万一复发了怎么办？到时候她还是会发现的呀。"

"不会的，我这半年多了，情况一直很好啊，现在也有工作。"小城充满自信。

"可是……"

"其他的不用说了，我已经决定好了。"小城拒绝继续交流了。

我提议以后联系小城的时候尽量避开小城的结婚对象，以避免给他造成困扰，但是小城始终不同意，坚持要结束服务。

我的第一个个案服务就这样戛然而止，好像鱼刺卡住喉咙那样，我努力想咽掉却卡得更深。我好像把自己困进了围城里，好久好久才出城。

虽然有过郁闷，但是这个个案给我带来了很多思考，我在康复服务路上获得了成长。

首先，我对精神障碍康复者群体的了解更深了。他们非常害怕被标签、被当成异类，对过上正常工作、结婚生子生活的渴求是那么深，有时为了这个渴求会做出一些不理智的事。

其次，我知道了提供服务不是社会工作者单方面的热情投入就够的，需要服务对象本身也有接受服务的动力，方向一致才走得更远。我们不需要因为一次成效不理想的服务就失去信心，要把目光投向其他更多需要我们的服务对象。

再次，社会工作职业不像教师、律师那样为大众所知晓和接纳，还需要很多努力才能获得精神障碍康复者、家属和社会大众的了解。

最后，要让社会大众了解和接纳精神障碍康复者，还需要更多的倡导和服务。我期望有一天所有的精神障碍康复者能够被正常对待，他们需要求助的时候就去求助，他们走进医院或康复场所的时候不需要惧怕别人的眼光，就像水融入大海、氧气融入空气那么自然。

成长

社会工作是人的服务，是一种实践，我们需要在实践中经常反思、沉淀，才能逐渐成长。

心中有一把火

刚踏进医务社会工作领域，督导的一句话让我醍醐灌顶：做医务社会工作者，心中要有一把火。医务社会工作服务内容繁杂琐碎，如走访、组织活动、资源联络、质量控制、撰写文书等，日复一日，很容易深陷其中，缺乏反思。督导高频率的"磨耳朵"为社会工作添柴加火，作为社会工作者，我谨记要把服务对象的需要优先放在第一位，急其所急。所以，我们才会利用服务对象方便的周末时间去走访，才会半夜陪同服务对象去住院，才会无论冬夏家访一跑就是五六户。会有辛苦，但更会有收获，那就是服务对象的信任和改变。

职业敏感度

服务对象的特殊性要求社会工作者有更高的职业敏感度：一是要格外关注服务对象的精神、身体、作息、居住环境等情况，辨别是否存在不利因素，当识别到风险时，要有危机处理能力。二是要敏锐留意社会热点事件，关注社会大众的"痛点"，这样才能提供最适切的服务。例如，疫情暴发期间，有服务对象主动电联社会工作者表达恐惧情绪，社会工作者抓住契机，提供心理热线服务，开展心理健康讲座等。三是要敏感挖掘和收集各种社会资源信息，例如救助政策、康复机构等。我们希望通过服务，最大限度促进服务对象病情稳定，当其病情反复时尽早发现和介入，减少伤害。

共情与陪伴

服务对象由于自身的特殊遭遇，比常人遭受到更多外界的异样眼光，内心更为敏感。因此，社会工作者发自内心的共情对该群体更为重要。要做到共情，除了普通的沟通技巧，还需要做到以下三点：一是了解精神疾病知识和药物知识。因为对大部分精神障碍康复者而言，疾病是其生活的一部分，如果社会工作者对这方面缺乏了解，是无法走进他们的内心的。二是了解精神障碍康复者群体的特点。社会工作者唯有通过长期的接触，真正走进他们的内心，真诚和他们对话，才能逐渐了解他们。三是努力和家属建立信任关系。大部分精神障碍康复者是和家属共同居住的，比较依赖家属的照顾，照顾者可以说是最了解精神障碍康复者的重要他人。因此，服务时不能孤立地和精神障碍康复者相处，而是要和其家庭建立好信任关系，合力满足康复者的需求，实现介入目标。总之，只有不带批判态度地去接纳、倾听和陪伴服务对象，才能获得其信任，发现服务对象的真正需要，激发其改变的动机。

学习与提升

医务社会工作是一项长期的服务，需要保持谦虚学习的态度，才能更好成长。入职前，需要学习的是关于康复者群体、精神疾病等知识以及沟通、面访、开展活动等工作技巧。工作的过程中，随着面对的情况愈加复杂,社会工作者还需要学习适合于康复服务领域的各种理论流派知识、危机处理技巧、项目管理知识等。社会工作者在积累了一定的工作经验后,也要学会总结服务成果、提炼服务模式,这既可以促进工作的进一步优化,也可以让用人单位、机构和社会公众看到社会工作者的服务成果。随着个人能力的提升,社会工作者看到服务的成效,也会为自身带来更多满足感。

精神卫生社会工作者的成长心路历程

时光在尽心尽力为精神障碍康复者服务的过程中不知不觉已经过了两年,作为 LH 区购买的第一批精神卫生社会工作者,我从对精神卫生社会工作一无所知到能很好处理日常遇到的各种问题,包括应急处置、个案管理和开展康复活动等,其中的心路历程,冷暖自知,仅作以下分享。

一、相信自己

很清楚地记得给精神障碍康复者打的第一个电话,那时我紧张得不知所措,担心自己说错话,谨慎地记录着所获取的信息。一开始精神障碍康复者并不相信我,也有抵触的心理,担心我是骗子,想骗他们的一些身份信息,因此我时常被辱骂,有时也会被投诉、被挂电话、被拉黑,经历了种种挫折,我有点不自信了,质疑自己到底适不适合做社会工作者。我想万事都是开头难的,每一份工作都需要付出一定的努力,只有用心和耐心才能把工作做好。如果现在才开始就想放弃,那我又怎能把工作做好呢?所以我还是坚持了下来。

在与精神障碍康复者的日常沟通中,我站在他们的角度看问题,尽量多为他们着想,为他们争取最多的福利。慢慢地,这些精神障碍康复者开始接纳我、相信我、喜欢我,愿意和我沟通,遇到困惑也会主动找我聊天,这一刻我无比感动和幸福,庆幸当初我没有轻易放弃,更加相信只要真心实意地对待他们,一定会有效果。

二、提升随访技巧,助力精神障碍康复者康复

精神卫生工作中,我做得最多的还是日常随访。从第一次去家访时的警惕和戒备到现在的从容淡定,从第一次不敢与精神障碍康复者握手到后

来可以一起绘画，我慢慢体会到精神障碍康复者并不可怕，可怕的是你不想去"认识"他们，不敢靠近他们。两年时间相处下来，发现他们也是很好相处的。他们善良、可亲，需要被尊重和接纳，渴望被理解，希望得到平等对待。在未来的工作中，我会继续秉承真诚、接纳、公平公正的价值观服务精神障碍康复者，多熟悉自己负责的每一位精神障碍康复者的基本情况，经常与其进行沟通并随访，拉近与精神障碍康复者及其家属的距离。印象较深的服务对象是戴阿姨，她跟自己的儿子住在一起，家庭关系不好，由于儿子工作地方较远，白天外出工作，对她疏于照顾，导致她服药间断，病情反复。有一次戴阿姨病发，大吵大闹引起邻居投诉，甚至被个别邻居殴打。接到社区专干通知后，社区关爱帮扶小组上门了解情况，看到戴阿姨的手心手背都是瘀青，手很肿，当时心里感觉咯噔了一下，满是心疼。后续作了邻里调解，澄清误会，劝说家属及时带戴阿姨去医院就诊，并且跟戴阿姨儿子沟通，告知其不按时服药的危险、监管责任及沟通的技巧等。我也跟戴阿姨聊了很多，建立了较好的关系，让戴阿姨学习与儿子沟通的技巧，缓和她和儿子的关系。同时，培养戴阿姨自主服药的习惯，与戴阿姨及其儿子一起制订服药计划，实施监管责任，提升了戴阿姨自主服药的依从性，戴阿姨后来可以自主服药。戴阿姨的案例提升了我在精神卫生领域工作的信心，我第一次真正感受到"助人自助"这个词语的意义。

三、学习理论知识，提升服务的专业性

一个合格的精神卫生社会工作者要具备良好的沟通能力，因为服务群体存在思维迟缓、语言表达能力较弱、情绪波动不定等特点。鉴于精神疾病容易反复，服务过程中可能出现自残、自伤、自杀或者伤人的情况，社会工作者还要有高度的专业敏感，能够及时察觉危机，并迅速作出评估，制订好介入方案，搭建多元化的信息平台，协助服务对象得到社会救助等。因此，工作过程中我不断地学习社会工作的理论知识，提升自己的专业能力，把优势视角及复元理论运用在服务个案里面。优势视角理论认为，每个人都有自己解决问题的力量与资源，并具有在困难环境中生存下来的抗逆力。即便是处在困境中备受压迫和折磨的个体，也具有他们自己从来都不曾知道的与生俱来的潜在优势。要促进服务对象的康复，不只是关注服务对象是不是按时服药，更应该关注服务对象的内在抗逆力，挖掘服务对象自己解决问题的能力，这样更有利于服务对象的康复。

精神康复服务之路漫长，但我始终坚信，只要真心付出，用生命去感化精神障碍康复者，就会有成效。我很高兴也很骄傲自己是一位精神卫生社会工作者，往后我会努力提升自己的理论知识和业务能力，服务好每一位精神障碍康复者。

用真诚赢得信任，用服务走进心扉

俗话说"好事多磨"，这句话很好地诠释了社会工作者开展精神卫生服务的过程。

社会大众对精神疾病和精神障碍康复者存在消极态度，给精神障碍康复者家庭带来很大压力，他们不愿被他人知晓患病情况，对于来访的社区工作人员也闭口不谈，这或多或少对工作的开展造成不便。社会工作者向他们提供精神防治服务是不被他们理解的，甚至被认为打扰了他们平静的生活、阻碍了精神障碍康复者康复的进程、泄露了他们的家庭信息等，服务成效一时很难体现出来。

刚开始接触精神卫生社会工作，我屡遭服务对象的拒绝，有时会因为服务对象的恶言相向而感受到"恶语伤人六月寒"，情绪变得很糟糕。那时候我想，现在政府出台的政策这么好，还能缓解经济负担，为什么有这么多人拒绝服务呢？

后来，工作久了，了解了他们的生活，体会到了他们的难处，我才意识到当初的想法是多么天真。古人云"己所不欲，勿施于人"。其实服务对象最迫切的需求是重新步入正常的生活，但因为我们的出现，他们平静的生活再次被打破了。

换位思考，如果我们患有精神疾病，我们想要的生活会是什么呢？是大张旗鼓地告诉他人我们是精神疾病患者，还是小心翼翼地把自己藏起来，不让别人知道，过平静安稳的生活，还是……

萨提亚曾说："我爱你但不抓住你；欣赏你而不批判你；和你一起参与

而不会伤害你；邀请你而不必强求你；批评你但并非责备你；帮助你而不看低你；那我们的关系就是真诚的，能够彼此滋润。"所以如果想要让服务对象理解我们的工作，接受我们的服务，就需要我们用真诚、服务、时间、毅力逐渐走近他们，赢得他们的理解与信任，建立良好的专业服务关系。

在我从事精神卫生工作的两年多里，有件"好事"我足足磨了一年多，说起来一把辛酸泪，但也值得回味，因为在这一过程中，我收获了不少，也成长了不少。

社区中有位林阿姨，联系人是林阿姨丈夫，但她丈夫不理解社会工作服务，也拒绝社区管理服务。第一次致电联系，他就说感谢社会工作者的关心，但是不需要社会工作者的服务，也不要带着一队人上门走访，担心邻里因此对他的家人产生不好的想法。当时我内心就想，难道这就是传说中的委婉拒绝吗？为了能完成工作指标，我凭着"初生牛犊不怕虎"的精神，隔三岔五地给他们打电话、发短信（现在回想似乎有点骚扰的成分），后来他们不接我电话了，当时我内心猛地一颤，也就是在那时，我意识到我的做法完全脱离了社会工作的价值取向。

童敏教授说："如果有一个案例没办法变得更好，暂时退一步，不要让它变得更糟糕，不给其增添糟糕的结果，总有合作的机会。"从那以后，我调整服务策略，以柔和的方式与家属接触，学习"投其所好"。既然家属不愿意与我进行电话交流，那我就采用短信的方式与其交流，比如节日的问候、恶劣天气的温馨提醒等。通过日常贴心的问候、日常服务宣传，逐渐走进他们的生活，让其慢慢接受社会工作者的存在，也慢慢了解社会工作者是如何开展服务的。

果不其然，有一天，我成功约到他们见面。回想那时候的心情，就像中了彩票，久久不能平复。第一次来到康复者家楼下时，我再次电联康复者丈夫询问是否方便上门，并说明上门人数，让其做好心理准备。

在面谈的过程中，我们了解到他们前几年曾经历警区队员上门随访，这个举动或多或少影响了他们的生活，他们担心接受我们的服务会带来更多不必要的麻烦，因此才多次拒绝我们的随访邀请。对此，我们同理他们的感受与担忧，尊重他们的想法，并说明目前精神防治服务的现状、工作形式等，让其理解社会工作者的服务，缓解其焦虑不安的情绪。自此之后，我们与精神障碍康复者及其家属建立了良好的服务关系，工作顺利开展起来。

总而言之，社会工作者要坚持服务理念，以人为本，用生命影响生命，用时间与真诚逐渐靠近他们，赢得理解，获取信任。

面对威胁，社会工作者如何应对

我曾遇到过这样的案例，精神障碍康复者家属习惯了大事小事都替其去做，甚至对精神障碍康复者的治疗、对社会工作服务完全不配合，使精神障碍康复者的生活和人际交往受到限制。

个案 Y，男，20 岁，首次发病时间为 2015 年，诊断为偏执型精神分裂症。过往共住院 3 次，主要症状表现为幻听、行为怪异、自伤、自语、自笑、猜疑、外走、孤僻、懒散。个案一家四口。Y 小时候父母离异，跟随哥哥生活，与哥哥关系较好。Y 自发病后辍学，一直未参加工作，无经济来源，生活依赖哥哥，自理能力较差，没有社交活动。

Y 的哥哥对 Y 的疾病有一定了解，也能积极鼓励 Y 复诊，督促康复计划的实施。服务前期，社会工作者与 Y 共同制订药物管理计划，为其制作药盒，协助其养成良好的服药习惯，同时告知家属做好药物服用监测，多鼓励和表扬 Y 在服药方面的点滴进步。在做好药物管理的同时，社会工作者了解到 Y 的哥哥白天都在上班，Y 独自在家，也想出去走走。在工作人员的鼓励和推动下，Y 每周 2 次前往 X 区家属资源中心参加日常康复活动，能主动训练专注力及动手能力，同时还能接触其他康复者。通过规律服药及康复计划的有续开展，Y 的病情有所好转。

后期，Y 的妈妈突然从其哥哥处强行把他接走，社会工作者无法继续服务。Y 的妈妈对精神疾病缺乏科学的认知，认为精神药物有毒性，根本治不好病，坚信只有做法事、驱邪等迷信方式才能治好儿子的病；认为社会工作者和医生是要害死自己儿子的坏人；社会工作者知道她儿子的疾病，儿子的信息会被泄露，因此多次通过电话和短信威胁、恐吓和辱骂社会工作者，甚至亲自前往机构对社会工作者进行谩骂、指责和威胁。

面对突如其来的恐吓、谩骂、指责和威胁，社会工作者刚开始有一些恐惧，后来得到机构同工和督导的支持和引导，恐惧心理慢慢减弱。同事间的互助给社会工作者带来安全感，社会工作者渐渐调整好心态，顺利走出这个艰难的过程。之后，社会工作机构和团队督导也与 Y 的妈妈进行深入沟通，了解其需求，消除了其对社会工作者的误解。

事后，社会工作者总结经验如下：

首先，安全第一。因受到家属的威胁，服务团队派另一位社会工作者陪同负责该个案的社会工作者上下班。同时，当家属来到服务场所，情绪过于激动，甚至有难以控制的撒泼行为及威胁人身安全的言语时，马上安排负责该个案的社会工作者离开现场，避免与家属发生正面冲突，必要时叫保安到场，如有需要，及时拨打 110 报警电话。总之，在保障安全的基础上再去开展好后续工作。

其次，做好通报，获取多方支持。事情发生后，马上跟单位、督导团、机构等通报情况。负责社会工作者要保留好其言语侮辱、威胁人身安全信息截图及录音证据。可安排团队其他工作人员和服务对象的家属沟通，如家属还是执意侮辱和威胁社会工作者，社会工作者可以屏蔽其来电和短信并通过多种途径获取支持。

再次，坦然表明工作立场。关于家属的诉求，如是不合理的（例如本案中的家属要求获得经济补贴），社会工作者要解释清楚服务内容及过往的努力，说明自己是提供个案服务的，会帮忙向其他部门转达其诉求但不能保证解决。强调社会工作者是合法提供服务，会做好保密工作。如果家属继续无理恐吓社会工作者，社会工作者会保留证据，必要时报警处理。如果后续个案出现病情复发、在辖区滋事，相关部门会去跟进处理。

最后，妥善收尾，工作重新起航。关于此个案，社会工作者后续建议精神障碍康复者的哥哥继续跟进精神障碍康复者的情况，社会工作者作结案处理。经过此事，社会工作者也告诉自己，往后接案时如发现患者家属有类似拒绝服务的情况，可选择先不接案，等待后续有机会再开展服务。

与众不同的入职日

2018 年的 4 月 23 日，是我人生的一个新起点，我正式成为一名精神卫生社会工作者。对于新的工作，我充满着憧憬，但是很快就挨了"当头一棒"，因为入职的第一天我要去参与一位精神障碍康复者的危机处置。

那天上午10点，街道精联办接到社区打来的紧急求助电话，说有一位在册的精神障碍康复者病发了，目前在社区工作站闹事，社区工作人员一直劝止他都没有效果，也不肯离去。接到消息后，我这个新丁也跟随同工第一时间赶往现场。到达社区工作站后，映入眼帘的是一位男性在工作站门口跑步，他一副大汗淋漓的样子，周边其他人员都离他三四米的距离。社区工作站人员看到我们后，将我们从侧门带到里面的办公室，简单介绍这名精神障碍康复者的情况：袁某，新近搬来本社区居住，平时是其父亲负责照顾他。袁某觉得自己没病，一直不愿服药，长期存在妄想症状。社区工作站人员反映，袁某这几天不定时来到工作站，但今天袁某的病情似乎加重了，他说认识国家领导人，大声询问前来办事的居民是不是外面派来的间谍。就在我们讨论袁某情况的时候，袁某突然跑到我们跟前，指着我们大骂："你们是不是在说我？你们知道我是军部主席吗，你们是不是准备抓我啊？"一边大声骂着，一边挥着拳头，情绪越来越激动，我感觉下一刻他就要冲上来给我们几拳！眼前这幕完全超出了我的想象。社区工作人员急忙解释说，我们是过来办事的，刚刚是在讲解办事流程，袁某情绪才逐渐缓和下来。

为了避免刺激袁某，我们来到工作站外面，我仍然惊魂未定。后来，社区工作人员联系到袁某的父亲，其父亲说袁某最近一直没吃药，晚上也不睡觉，情绪特别亢奋。随后，社区民警、社康医生等赶到现场。经过多部门沟通，鉴于袁某情绪激动、行为冲动、肇事肇祸风险高，在经得袁某家属同意后，由民警及社区人员将他送至医院。

回到办公室后，我回想当天下午的经历仍有点后怕，感觉差一点点就会被打。也在思考，入职日就那么"危险刺激"，这份工作还能继续做吗？通过这次的经历，我深刻感受到精神卫生社会工作不易，尽管日常工作面对的大部分都是稳定情况的精神障碍康复者，但是难免会出现精神障碍康复者不稳定的紧急情况，这个时候就要考验社会工作者的专业能力，需要社会工作者以专业的手法去面对。只有自我成长与专业成长相互结合，才能称得上是一位称职的精神卫生社会工作者，才能提供专业的服务。经过两年的磨炼，我积累了一些工作经验。

首先，通过培训和实践，我了解到精神障碍康复者只有在病情不稳定的时候才会出现冲动行为，导致伤人或伤己，但大部分的精神障碍康复者可以通过复诊、服药来稳定病情，和他们接触并不会总是那么"危险"。

其次，当社会工作者遇到这种危险情况时，应该正确评估和寻求支援。如精神障碍康复者尚能保持对话，社会工作者可先尝试向其表明，自己很希望与他一起解决所面对的问题，并注意不要激怒他，给精神障碍康复者一个表达自己感受的机会，社会工作者给予正面的回应。在适当时候，协助精神障碍康复者表达情绪，找出解决问题的办法。如果精神障碍康复者无法沟通或者持有武器时，一定要保持安全的距离，确保他不会伤害到自己，并第一时间报警，联动关爱帮扶小组共同评估、处理。总之，要在确保所有人安全的基础上，再去开展服务。

移情非猛虎
——一次个案服务中的移情处理

阿林（化名）是一个50岁的男性，与二婚的妻子育有一子。但老夫少妻的婚姻生活并没有想象中的美满，巨大的文化差异导致夫妻俩缺少交流，貌合神离。阿林自幼家境优越，接受过良好的教育，命运的转折点出现在他30岁那年的夏天，致命打击接踵而来，开始是阿林父母的合伙人卷款潜逃，出差在外的阿林急着回家安慰伤心的父母，在开车回家途中不慎发生车祸，右腿留下永远的残疾，新婚不久的妻子见状提出离婚，抛下这个烂摊子而去。坐在轮椅上的阿林日益消沉，无人倾诉和灰暗的前程让阿林在夜深人静时辗转反侧、彻夜难眠。

社会工作者介入时阿林是一个患精神分裂症20年的老病号，阿林会定期去精神科复诊取药和规律用药，病情基本得到控制，不会再出现打人的行为。看到丈夫社交越来越少、不愿意跟人交流，阿林的再婚妻子日益焦急、束手无策，到社区工作站求助。随着个案管理服务的深入，社会工作者发挥了教育者的角色，让阿林正确看待夫妻相处之道，引导阿林改善冷漠的夫妻关系；社会工作者建议阿林参与社区活动，拓展人际交往，充实业余生活，并跟阿林制订以运动为主的社区康复计划，让身体素质得以提高。随着各方面功能的改善，阿林对社会工作者的态度从开始时的疏离中带着客套慢慢变为依赖，时常因一些细微的事情跟社会工作者联系，偶尔也会想送一些小礼物给社会工作者表示感谢，甚至越来越关心社会工作者的日常工作和私人生活。阿林显然已经对社会工作者产生了"移情"。移情有正向和负向之分，正向是来访者对咨询师产生好感或依赖感，负向就是厌恶感，案例中的阿林对社会工作者产生的亦师亦友亦亲人的感觉是正移情。

本案例中，阿林因患有精神疾病和肢体残疾，性格内向而自卑，久而久之自我封闭越发严重，对外界有重重的防备心理，总是觉得外面的人看不起自己。通过社会工作者的介入，阿林逐渐步入正常的社交生活。如果按照正常的工作计划，接下来是进入服务阶段，但阿林的"移情"打乱了这个步骤，使得社会工作者止步于与个案建立专业关系这个阶段，无法进入下一工作阶段。

服务对象的移情有可能是工作契机，如果处理好这份感情，将会是一个转折点，是一个促进服务对象改变、使服务对象和社会工作者共同成长的机会。

厘清思路后，社会工作者不再因移情的出现而怀疑自己的专业素养。阿林会产生移情，使社会工作者坚信个案管理的专业信念和使用专业技巧给他创造了包容、融洽的氛围，让他有爱人的能力并有勇气将自己的感情表达出来。虽然这份感情的表达对象有所偏颇，但社会工作者不能去否决服务对象爱人的能力，社会工作者能做的是帮助其将这份情感表达给他人。之后，社会工作者潜移默化地去影响阿林发现妻子照顾他的不易和跟儿子之间稀少的情感交流，鼓励阿林将关注点和重心放在妻儿身上，学会对妻子无微不至的关怀表达感谢，感恩妻子的不离不弃。同时，鼓励阿林跟儿子来一场成年男人之间的谈话，让儿子明白父爱和关心一直都在，只是由于自己的不善于表达让儿子感受不到父爱。一开始服务对象很别扭，一直以来对家庭和妻儿的疏离使其觉得自己没有责任心、不敢靠近，是一种"爱你在心口难开"的羞怯。社会工作者通过邀请阿林的妻儿参与专为精神障碍康复者家属举办的"家友联盟"活动，沟通个案的为难和渴求，协商解决之道。三个月后，通过大家的努力，阿林跟家人的关系日益融洽，重心也逐渐转移到家庭和家人身上，跟社会工作者的关系趋于正常化。

通过此案例可以看出，社会工作者面对移情时是不需要感到害怕或难为情的，移情有时候反而是对社会工作者专业性的一种肯定。通过有效处理，促进了社会工作者和服务对象整个家庭成员的联动，让服务对象的社会支持网络得到扩充，社会工作者的工作得到其家属的支持，让服务得以继续进行。而通过这次的移情处理，让社会工作者意识到"重要第三方"的重要性，家属是跟服务对象相处时间最长、最了解服务对象的人，个案服务的推动如果得到了家属的鼎力支持，那么个案工作将达到事半功倍的效果。在个案工作中，关系是服务的重点，不管是服务对象跟社会工作者之间专业关系的建立，还是服务对象与家人之间关系的好转，都会将服务推往正向的一面。

觉察与突破
——一次个案服务中的反移情思考

"小妹，你来啦！"坐在树下纳凉的容姐很热情地招呼我们，像是有段时间未见的老友那样熟络和开心，让人很难一下子看出她是有发病征兆的精神障碍康复者。之所以选择在这个时间探访容姐，是因为我们了解到容姐近日在楼下杂货铺随意拿东西不给钱，并且跑到大马路上拦车，造成交通拥堵。在容姐的"幻想"中，自己家里超级有钱，便利店是自己儿子的产业之一，大马路上的车也全是自己家的。然而现实却是完全相反的。这些表现都是既往容姐发病前的显著特征，需要及时介入。

容姐平日与老公在一起生活，二人育有一子，儿子在广州上班，较少回家。此时，容姐的老公外出未归，多方联系后才见到他。得知我们劝容姐治疗的来意后，容姐老公不认为容姐的情况有所恶化。在之前的服务中，社会工作者为容姐作了药物管理，但是因为较难坚持，容姐的病情时好时坏。而且在药物管理的过程中，容姐老公的配合度较低，他会在容姐情况稍差的时候给她加大药量，在病情较平稳的时候减少服药量，并没有遵医嘱规律用药。

我仿佛看到了记忆中的父亲，在母亲生病无力照顾自己的时候，父亲仿佛看不见似的，依旧约上自己的好友外出游玩。当同行的友人劝诫父亲"快点带你老婆去看医生"时，父亲摸摸鼻子说："没事，只是感冒了，躺两天就好了。"在面对这件事情的时候，我对父亲的态度是极其厌恶的。

此时我在面对容姐老公时，昔年父亲不及时带母亲看医生导致母亲遭受了更多痛苦的经历仿佛在一瞬间闪现。此时的我产生了情感的投射——反移情。当时的我并未意识到这个问题，执着于劝服容姐丈夫，终于，他同意送容姐住院。

因为容姐家经济困难，我们联络好医院的绿色通道，为容姐免去了一切住院的费用。送容姐去医院的救护车需要 150 元钱的出行费用，因为这个出行费用，已经同意住院的容姐被老公从救护车上拽下来，边拽边说："不住了，不住了！"看着容姐因为生病，已经无法正常表达自己情绪的无辜脸庞，再看着因为 150 块钱不让容姐治疗的老公，我再也控制不住自己的情绪，忍不住出口质问："150 块钱你出不起吗？"

当同行的带教同工督导我："有许多康复者的家属都是如此态度，难道你要与每个人吵一次吗？"我向她表达了我内心的愤怒，但是同工的一番话让我如坠冰窟，她说："作为一名社会工作者，不可以与精神障碍康复者或者家属起冲突，一方面可能会影响接下来的进一步介入；另一方面如果家属投诉我们，认为我们不够专业，那我们的职业是不是会因此受到影响呢？"

此时的谈话并未涉及"移情与反移情"这个话题，但是我深深地感受到了后悔和害怕，觉得自己此时极其不专业和不成熟，大学时学习到的专业理论也在那一刻被抛到了脑后，觉得自己白学了。事后，在与团队同工探讨时才意识到我在当时出现了"反移情"。在进行专业反思时，我意识到在工作开展过程中不自觉地会夹杂一些个人的情绪和经验，不能够站在客观的角度去介入，进而产生了情感的投射。当面临这种情况时，我很抗拒继续为容姐及其老公提供服务，在我的认知里，我已经跟他"撕破脸了"，所以并不想继续跟进。在督导的引导下，我才意识到，如果我这次不去面对它、解决它，那么在将来的工作中，面临同样状况时，我也无法去克服。之后，在督导和团队同工的鼓励陪伴下，我再次走进了容姐家，与容姐的老公沟通，一次、两次……直到后来我面对容姐老公的时候可以非常平和、客观地谈论一些事情。尽管在后面的继续家访中还是会有一些"别扭"。

容姐的老公一直以来都没有面对过被质问、被反驳的情况，但是此次的经历好像是一个"契机"，表面上看我与容姐的老公关系"恶化"，但是实际上容姐的老公在被质问之后反而有了一些反思，对容姐的态度也有了一些松动。虽然这次经历是我从业生涯中的"一道坎"，但是，我逐渐意识到移情与反移情也并不完全是"洪水猛兽"，有些时候合理利用这种情绪，引导精神障碍康复者朝着更好的方向发展，对于精神障碍康复者自己来说也不是一件坏事。当然，当自己发生了反移情时，及时寻求督导帮助，敏感觉察和走出来是最重要的。

"放鸽子"的个案
——一次非正常结案的个案服务思考

许多案例结局都是成功的，在这些成功案例中我们总能看到精神障碍康复者、家属或周边环境的成功改变。但到自己服务的时候，不一定都是成功的案例。下面就给大家介绍一次比较失败的个案服务经历。

个案基本资料：Z，男，18岁，被诊断为精神分裂症，服药依从性差，接受社会工作服务一年多。因前同事离职，该个案转给我这个新入职的社会工作者。接手后的前半年内，服务对象相对配合，愿意和社会工作者倾诉学校的事情，欢迎社会工作者到家中探访。家属经常向社会工作者反馈，服务对象要往外面跑，看到同父异母的哥哥能独立在外打工，他也很想去，最终去惠州打工一段时间。在此期间，社会工作者定期与其微信联系，了解其目前的生活状况，询问他服药情况、精神状态，并寄去服药记录表。同时了解服务对象回深时间，并抓住机会约其面谈。但此时服务对象与社会工作者关系开始疏远，不愿意面谈，多次面访都被"放鸽子"，也不愿意提及服药和病情的事宜。主要表现在，拒绝家访，不愿意让社会工作者进家里，有次甚至到天台去点药。在最后几次会面中，服务对象仍然比较抗拒，社会工作者多次被"放鸽子"。后经过与家属沟通和团队人员讨论，该个案不再适宜继续跟进。结案后，服务对象也不愿意与社会工作者联系，多是家属向社会工作者反馈其情况：服务对象离开父母，独自去外地打工了。

回顾整个服务过程，我这个新手精神卫生社会工作者也在成长。在心态上，从一开始陌生、不知如何接触、面对精神障碍康复者手足无措，到后面逐渐了解精神障碍康复者的特质、心理特点、需求等，心态上真正能做到接纳和共情。同时，也有了一些服务经验。

一是服务思维的转变。在服务过程中，社会工作者过于关注服务对象的药物管理和病情稳定，仍是一种治疗模式的思维。精神障碍康复者的病耻感会让他内心抵触药物和病情管理，过多强调疾病部分，精神障碍康复者的抵触心理会更强。社会工作者在服务过程中，应该侧重康复部分，如服务对象的能力提升、优势挖掘、资源整合、生活技能增加、运动康复等。通过其他方面的提升，让服务对象更认可自己、接纳自己，社会工作者再慢慢引导其接纳自己的不完美，与疾病共同生存。同时，从康复的角度出发，服务对象更能接受社会工作者的服务。

二是要注重专业关系建立。对于转介的个案，新接手的社会工作者与其建立专业关系比较难。新接手的社会工作者为了了解服务对象更多的资料信息，会与家属沟通更多，与家属建立良好的关系，在这个过程中忽略了服务对象的想法和需求。之后社会工作者与服务对象建立专业关系时，需要多与个案沟通，聚焦服务目标进行沟通。

三是同理心。在服务过程中，社会工作者与Z的专业关系建立不好也跟社会工作者的同理心有关。Z处于毕业季，想成长、想独立，迷茫的心理没得到理解，反而被社会工作者看管着服药，Z有种被监管的感觉，后期只会更抵触社会工作者的服务。精神障碍康复者希望能被看到，希望能被接纳，希望社会工作者是他的支持者，而不是监工。

在精神障碍康复服务中，我们会遇到各种问题。例如，不愿意服药导致反复入院，家属照顾能力不足导致服务对象情绪问题，社会歧视给服务对象康复带来压力，社会工作者服务能力有限等。通过对这些失败案例不断总结反思，才能不断进步。例如，学习复元理论后，我们发现除了关注服务对象的药物管理、病情管理，还可以关注个案的社交活动、自我效能实现、个人优势等。不断学习新视角，运用新知识，反思失败经验，寻找新的服务路径，对我们而言也是成长的一部分，这也是"助人自助"理念的一部分。

助力"失访"家庭成长记

"小杨，阿姨给你发个小红包，你点一下。"看到红包，第一反应是身为一名社会工作者不可以与服务对象有私下金钱上的往来，不能收取红包。

事情是这样的，我是一名精神卫生社会工作者，直接服务对象是阿姨的儿子刘某，刘某的家庭是我的间接服务对象。刘某是一名精神障碍康复者，在社区精神卫生系统内，属于"失访"患者，通过公安系统与网格排查，排查到刘某最新地址与联系方式，与之联系上，于是发生了微信红包的故事。

"您好，请问是刘×家吗？我们是社区精神卫生工作人员，昨天与您联系、打过电话的。"

"是的，是的。"阿姨的声音从屋内传来。

进入屋内，两室一厅的格局，空间狭小，客厅摆放着玻璃圆桌和几张凳子，一个房间房门紧闭，另一个房间放了一张床，刘某在床上躺着睡觉，一个老式大衣柜，再无其他空间，房间被阿姨收拾得格外干净整洁。阿姨牵强着嘴角无奈地笑了笑，忙招呼我们在客厅坐下。

阿姨问道："你们是怎么找到我们的？之前有人联系过我们，后来就没人联系了。听说过有一些服务，一直不知道去哪里找。"

"阿姨，我们是社康的精神卫生社会工作者和工作站的工作人员，您所在的辖区就是我们的服务范围。我们通过网格排查才找到您现在的地址，昨天给您打电话联系的就是我们。今天过来主要是想了解刘×现在的情况，并向您宣传×区精神障碍患者政策福利。"

通过与阿姨聊天我们得知：刘某，年龄30+，患病近10年，无业，阿姨为主要照顾者，是全职家庭主妇，全家经济来源依靠刘某的父亲回收废品，经济压力大，刘某长期服药的开销对一个困难的家庭而言更是雪上加霜。在后续的联系中，阿姨曾向我吐露过因家庭有需要长期服药的刘某，叔叔在回收废品时，碰到有人丢弃的麦片会捡拾并冲泡果腹。阿姨发现后，告诉叔叔这是过期麦片，食用后对身体不好，出现什么问题她和刘某就更没办法生活了，阿姨说起来泣不成声。当时我就暗下决心，一定尽自己最大的努力，给阿姨和像阿姨这样的家庭链接更多的物资，帮助他们缓解生活压力，引导精神障碍康复者改变现状、走出家门进行社区康复，打破现有困境。

我们现场给阿姨详细讲解了监护人补助、服药补贴和一年两次的免费体检三大福利政策，并协助阿姨完成监护人补助和服药补贴的申请。申请通过后，打电话告知阿姨要携带的资料，并查找公交路线发送至阿姨微信，协助阿姨带刘某到慢性病防治院完成首次看诊。在接下来的联系中，因刘某长期服药，社会工作者安排时间协助刘某在社康进行免费体检，链接精防医生向刘某讲解各项检查指标与注意事项，邀请阿姨与刘某参与社区康复活动与家属护理讲座，链接社区工作站随访物资，等等。

有一次家访时阿姨对我说："阿姨真是太感谢你了，这么帮助我们，我想邀请你去家里吃饭，表达我们一家人的感谢。过年阿姨再给你包个红包，一定要收下。"感动的同时，社会工作者也向阿姨解释了工作性质与不能收红包的原因，"心意我已经收下，这是阿姨对我工作的认可，也是阿姨对我最真诚的感谢。"接触后我发现，精神障碍康复者及其家属明明都是一群可爱的人，闪闪发光，希望社会能够多点尊重、接纳与非评判，他们要求并不高，也有权过自己想要的生活。

至此，刘某完成由"失访"患者到在管患者的转变。在此过程中，我们也成功帮助这个家庭申请到补助，缓解了家庭的经济困难，帮助其恢复笑对生活的信心。

2019年社会工作者的工作发生调动，驻点在街道和慢性病防治院。某天早上经过就诊长廊，突然被人叫住，原来是阿姨与刘某。他们见到我很开心，主动与我说话并询问我的现状。在大部分人看来只是简单的招呼，但是对于一个病耻感极其严重的群体与家庭来说，是多么难能可贵！也说明了我们精神卫生社会工作者的存在是极有意义的。现在，刘某每月按时就诊拿药，病情稳定，调整睡眠和生活习惯，并尝试寻找可以做的工作，重拾对美好生活的信心。无论在一线还是街道岗位，社会工作者用心做的每项工作背后，都诠释着助人自助的精神，而服务对象的成长，又给予在这条社会工作道路前行的社会工作者向前奔跑的动力。

后　记

深圳市龙岗区正阳社会工作服务中心（以下简称深圳正阳）成立于2008年12月，是经深圳市龙岗区民政局批准注册成立的民间非营利性专业社会工作服务机构，是深圳市较早成立的社会工作机构之一。深圳正阳秉持"公益为民、帮困匡弱、激能自助、共建和谐"的服务使命，以"拥有高素质的社工专业团队，提供卓越的品牌服务，成为国内的业界典范"为愿景目标。

深圳正阳自2016年开始探索精神卫生服务，服务面覆盖深圳市龙岗区、龙华区、坪山区、大鹏新区以及江苏省昆山市等地，精神卫生社会工作者超过80人。深圳正阳精神卫生服务以"提供适切而优质的康复服务，促进精神康复者独立生活及融入社会"为使命，以"建设一个平等、尊重、接纳的社区环境，让每一个精神康复者独立而有尊严地生活"为愿景，以精神康复者为主导，通过开展针对康复者家属及社区大众、精神卫生社会工作者的服务共同推动达成服务使命与愿景。

本书是正阳全体精神卫生社会工作者6年多实务探索的结晶，凝聚了大家的智慧和力量，正是有"正阳社工"一直的努力与坚守，才有这本书的呈现。我们希望通过分享精神卫生社会工作的入门知识与经验，帮助新入职的社会工作者更全面地了解和快速熟悉本领域服务。书中更有精神卫生社会工作者从业的心路历程与培养路径，希望能与大家分享我们在精神卫生服务路上的探索与酸甜苦辣，与大家共勉。在本书编写过程中，要特别感谢高万红、童敏两位教授的学术规范指导以及理论与专业支持；感谢中国社会出版社张杰编辑的悉心指导；还要感谢一直默默关心、陪伴和支持深圳正阳发展的相关单位和个人，在此就不逐一列举。正是由于大家的鼓励和支持，才促成这本书的面世。

　　深圳市龙岗区正阳社会工作服务中心是实务型导向的社会工作服务机构，中心人员学术水平有限，理论基础薄弱，导致本书编写过程中还有很多不完善之处，衷心希望广大公益同人们多多指教，提出宝贵意见和建议，鞭策我们不断成长。在本书编撰过程中，参考和引用了诸多学者的理论和实务研究成果，并在文中分别予以标注，但难免挂一漏万。在此对书中引用内容的相关学者们表示由衷的感谢，若有不妥之处，敬请同人们逐一指出，以便我们进一步修订和完善。

陈碧霞

2022 年 6 月 25 日